「患

す

「ベルトコンベア医療」に
乗らないように！
乗っていることに気づいて「何かおかしいな」と感じたら、勇気を出して降りましょう。

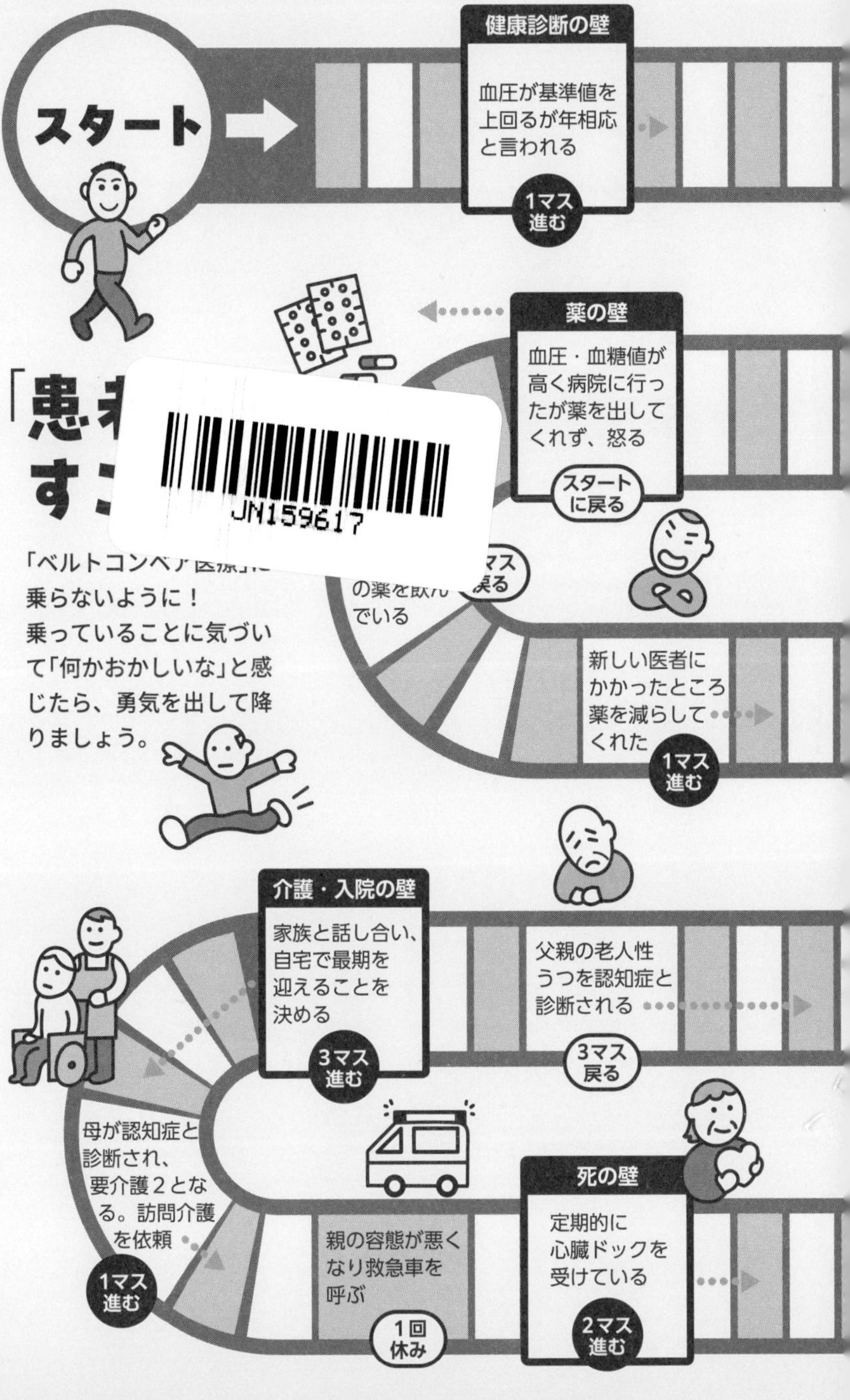

患者の壁

[ベルトコンベア医療]には乗るな！

精神科医
和田秀樹
HIDEKI WADA

九十九
シンシャ

はじめに　――あなたも家族も〝患者〟になる――

還暦である60歳を超えるころから、誰でも少しずつ体に何かしらの異変が出てきます。40代や50代でも老化を徐々に感じはじめますが、本格的な体の衰えや体調不良を実感しはじめるのはこのころからです。

人生においても多くの人が定年を迎え、定年延長をしてこのまま会社のお世話になるのか、はたまた違う道を選択するのか迷う時期でもあります。自営業の人も引退や事業承継を考える時期でしょう。

そのうえ、このころから、親の介護や親をどのような形で看取るのがいいのか、といった家族の行く末の問題とも直面します。すでに重病を患っていたり、持病を抱えていたりして、自分自身の人生をどう締めくくればいいのかを深く考えている人もいるかもしれません。

親も自分も老化が進めば病院通いが始まり、薬とのお付き合いが始まります。誰もが医療と介護の現実に直面し、親も自分も「患者」であることに気がつくのもこの時期。医者や看護師、薬剤師や理学療法士、ケアマネジャーやホームヘルパーといった職業の方々のお世話になりながら、生きていることを実感します。

日本は世界一の超高齢社会を迎え、医療や介護の需要は膨らみつづけています。医療技術や医療サービスは日々進化し、患者さんの要望に応えようとしてきました。反面、医療側には高齢化の進行が速すぎて対応しきれない、もしくは旧態依然とした古い体質が災いし、患者さんを幸せにする医療が提供できていない面もあります。

患者さん側には、医療への盲信や知識不足のために、人生後半の生き方を無駄に過ごしている面もあるように思えるのです。病院や医者の言いなりになり、必要でない薬を処方されていたりします。いつの間にか医療に依存し、自分の望みや考えがどこにあったのかもわからなくなり、意見を言えなくなっていないでしょうか。

誰にでも死はいつか訪れます。あなたやあなたの家族は、残された人生の時間をいかに生きるのかを考えたことがあるでしょうか。生き生きと自分のやりたいことをやって過ごすのか、それとも毎日の大部分を病院通いと薬の整理に費やすのか。ぜひ、あなたも患者という立場から、いま一度医療や介護について、考えてみてほしいのです。

人間は長生きすれば、誰もが何らかの「生活習慣病」を抱えます。しかし、そのほとんどは、「老化」が原因です。老化が原因の場合、これらの病気ははっきり言って現代の医学では治せません。おそらく科学が進歩して「若返りの薬」でもできない限り、治せないでしょう。もし、そのような薬ができたとして、私たちは幸せになれるのでしょうか。

老化を直視して受け入れ、逞しく生きることこそ大切です。「患者」という立場に置かれた60歳以降の人生を自分らしく最期まで生きるには、いくつかの超えるべき「壁」が存在します。

医療の〝ベルトコンベア〟に乗せられてしまうと、あれよあれよという間に病人にされます。そして、節制を強いられ、医療関係者から脅《おど》され、心配を抱えて常にストレスを感じ、ヨボヨボにされ、病院のベッドで最期を迎えてしまいかねません。

医者を見る目を養わない限り、患者さんたちは幸せになれないのです。

残念ながら、現実はインターネットで検索しても、臨床数や手術数、論文数などに基づいた医師情報は溢れていますが、医療に関する情報や知識が患者側に不足しているため、医者選びは簡単ではありません。薬に関しても、医者や製薬会社の言いなりになり、患者側が疑うことはあまりありません。

コロナ禍で体験したように、自分の健康は自分で守るしかない時代になってきたことを、すべての人が自覚する必要があります。発熱した患者さんを診察拒否した医者が、いかに多かったことか……それはまだ現在も続いています。

医療は本来、患者さんにとって人生のごく一部であるべきもの。毎日の食事や運動、睡眠といった生活があって、人生の営みはあるのです。医者は患者さんの生活を第一に考え、その生活の一部に医療があるという自覚がある人こそが、これからの医療を支えていくべきだと私は考えます。

こうした自分の健康と親の老後を考える60歳以上の方々に読んでいただきたくて筆を執りました。人生後半に生き生きと人生のステージを歩んでもらうために、7つの壁を示しながら、医療との上手な付き合い方を伝授いたします。

第1の壁は「健康診断」です。誰もが当たり前のように受けている健康診断や検査は、ほんとうに必要なものなのでしょうか。健康であるにもかかわらず、異常があるかのように錯覚していないでしょうか。油断していると、たちまち病人にされてしまいます。

第2の壁は「医者」です。「医者の言うことは100％正しい」と無意識に感じていないでしょうか。難しい試験を突破したのだから、間違ったことを言うはずはないと考えていませんか。医者にもわからないことがたくさんあることに気づいてほしいと思います。

第3の壁は「薬」です。病院で処方される薬は、すべてほんとうに必要なのでしょうか。特に高齢者ほど多種類の薬を服用しています。医者はそのことを理解して、処方しているでしょうか。薬に依存しない生き方を考えていきます。

第4の壁は「節制」です。生活習慣病を心配するあまり、好きなお酒やタバコをやめ、異性への関心もあきらめ、自動車の運転も家族から止められていませんか。65歳を過ぎたら、好きなことをやって生きたほうが、人生は充実するはずです。自分の「第2の人生」について考えてみましょう。

第5の壁は「認知症・うつ」です。意外に多いのが老人性うつが認知症と誤診される例。老化が進めば脳機能も衰えてきますし、生きる目的を見失えば誰もが心を閉ざしてしまいがちです。その違いを知り、壁を突破する方法を考えます。

第6の壁は「介護・入院」です。60歳を過ぎれば、誰もが親の介護に直面し、また自らも大きな病気を抱え入院するケースもあります。親や自分の最期は病院でお世話になりますか？　それとも自宅で看取りますか？　いざというときのために、いまからシミュレーションしておくことをおすすめいたします。

第7の壁は「死」です。私自身も60代の半ばに差し掛かり、親しくしていただいた先輩や友人を亡くしています。死は突然訪れます。考えもしないような事故で、命が絶たれることもあります。誰にでも訪れる人間の「死」について考えていきます。

7つの壁のどれもが、これから乗り越えなければいけない壁です。あなたのちょっとした知識や決断が、これからの人生を左右することになるのです。ぜひ、一緒に考えていきましょう。

和田秀樹

2025年3月

患者の壁◎もくじ

第三章　患者の壁③「薬」という壁

第四章　患者の壁④「節制」という壁

第七章　患者の壁⑦　「死」という壁

装丁・イラスト／河原田良一
編集協力／前田守人

第一章　患者の壁①

「健康診断」という壁

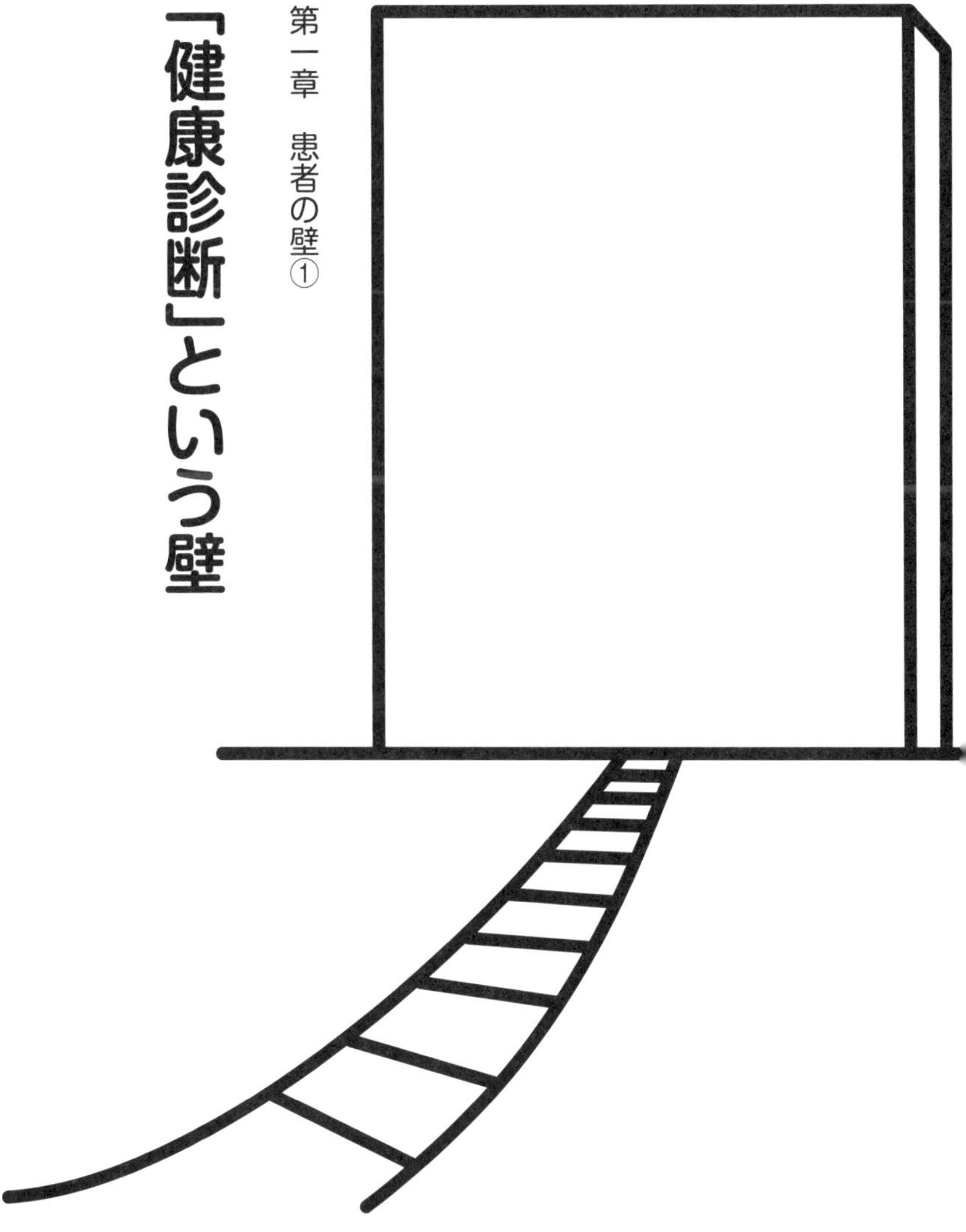

世界一、健康診断が好きな日本人

私の知る限り、**健康診断にはエビデンス（医学的根拠）はありません**。実はエビデンスに近いものを、「日本人間ドック学会」が2014年に出したことはあります。150万人規模のデータを分析して、「血圧やコレステロール値が基準値（正常値とも呼ばれる）よりもやや高めのほうが長生きできる」というデータを出したのです。

ところがこのデータを出した途端、循環器内科のお偉い先生たちがコテンパンに叩きました。そのため日本人間ドック学会は、このデータを引っ込めてしまったのです。日本の医学界は、お偉い先生の発言のほうがエビデンスに勝ってしまう――実に奇妙な世界です。

エビデンスがないにもかかわらず、多くの日本人は健康診断を当たり前のように受けていますが、世界的に見ると当たり前のことではありません。健康診断で病気を早期発見・早期治療したところで、確実に死亡率を減少させることを証明する大規模データなど存在しません。だから、日本以外の先進国では健康診断を公費では行なわなくなったのです。**他の先進国では健康診断は「お金の無駄遣い」という認識**なのです。希望者以外は健康診断を受けていません。

現在の日本では、男女の平均寿命は6歳ぐらいの差があります。実は、第二次世界大戦直後は2歳しか差がありませんでした。

1970年ごろから、日本では企業での健康診断が始まりました。いまの80代の人は、55年前――20代半ばからずっと会社の健康診断を受けてきた世代です。特に男性でサラリーマンだった人は、企業健診をずっと受けていたのではないでしょうか。

一方、いまの80代女性は専業主婦率が高く、働いていたとしてもアルバイトやパートタイマーが多かったので、大多数が健康診断を受けてこなかった人たちです。

健康診断を男性も女性も受けなかったころの平均寿命の差は、たった2歳。男性は健康診断を受け、女性は健康診断を受けてこなかった世代の平均寿命の差は現在6歳。健康診断を受けて長生きできるのだったら、差はむしろ縮まるはずです。

欧米諸国の医療専門家や行政機関にも、かつては健康な人に定期健診（定期的に受ける健康診断）を受けさせたら、健康を維持することができ、寿命も延びるのではないか、という考えがありました。ただ、彼らは公共的な政策として健康診断を実施する前に、ほんとうに健康を維持できるかどうかについて、必ず「比較試験」をして効果を確認します。

「比較試験」とは、大勢の人を集めて二つのグループに分け、片方には定期検診を受けさせて健康指導を実施し（医療介入群）、もう一方には何もしないで放置（放置群）し、両グループのその後を追跡調査するものです。

その結果、健康診断の効果は否定されたのです。それどころか、かえって死亡数が増えてしまった試験もありました。

その代表が「フィンランド症候群」と呼ばれている有名な比較試験（次ページの図）。１９９１年に発表されたフィンランドでの試験の結果を受けて、こう名づけられました。フィンランド保険局が、40歳から45歳の管理職１２００人を６００人ずつの２グループに分けて、15年間追跡した研究調査です。

この調査では、収縮期血圧（いわゆる上の血圧）が１６０～２００（㎜／Hg、以下略）、拡張期血圧（いわゆる下の血圧）が95～１１５、総コレステロール値が２７０（㎎／dℓ、以下略）以上、喫煙本数が１日10本超など、検査数値が高めで、いわゆる生活習慣病のリスクが高い、心疾患の危険因子を持つ人たちを対象にしました。

「フィンランド症候群」の比較試験

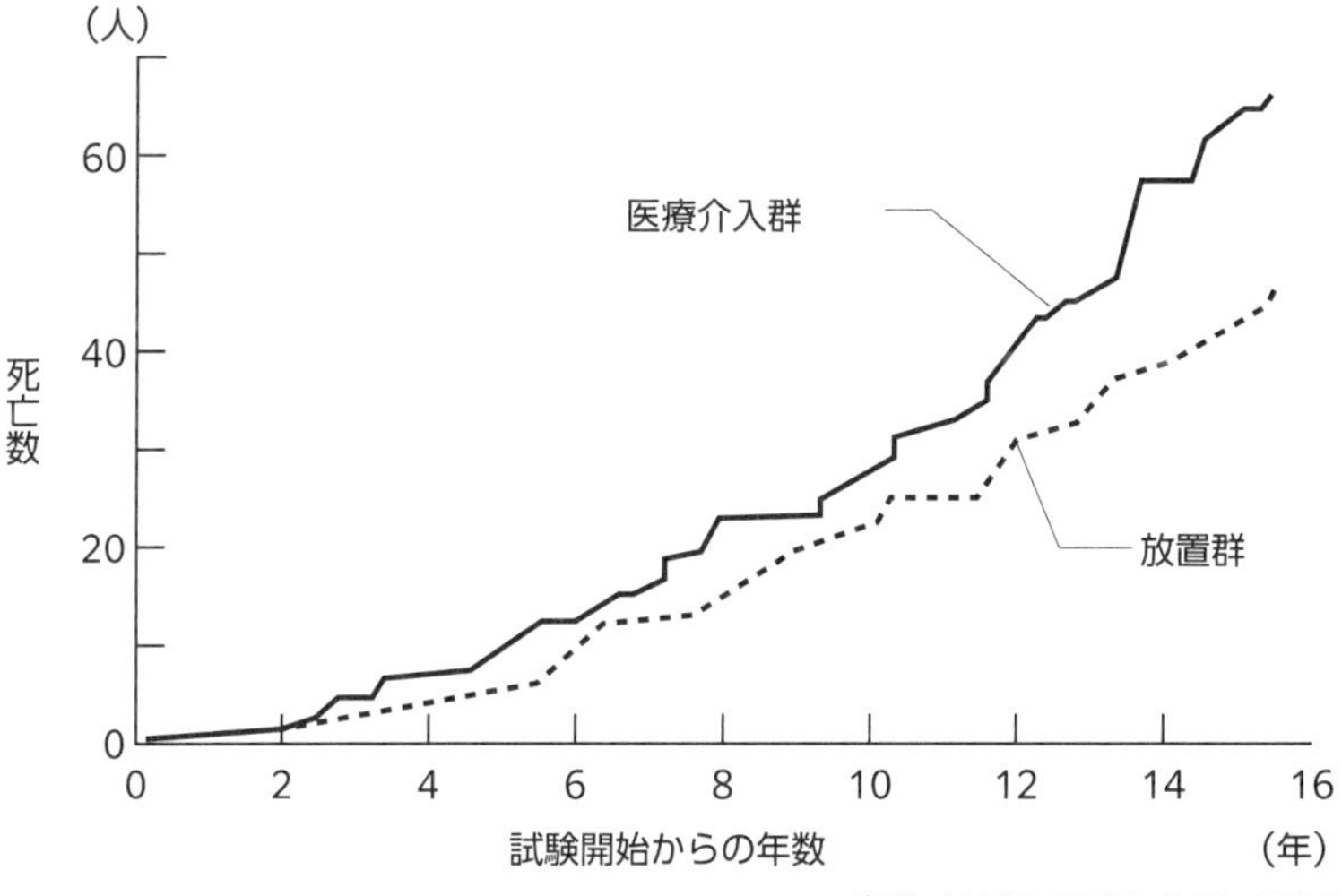

出典:JAMA 1991:266;1225

「ストレス」こそが人間の肉体を蝕む〝毒〟

15年後の結果は、総死亡者数が放置群では46人だったのに対し、健康管理群では67人と多かったのです。この比較試験では、**健康な人たちに健康診断を実施し、医療の対象にするのは有害無益である**、という結論になりました。

「痩せなさい」「禁煙しなさい」「運動しなさい」などと医者から言われなかった放置群のほうが、健康管理群よりも心疾患・高血圧・がん患者が少なく、死亡率・自殺率等が低かったことは、当時医療関係者を驚かせました。健康管理群は、医師からきっちり健康管理され、降圧剤やコレステロールを下げる薬を飲まされた人も多かったため、薬害もあったのではないかと言われています。

欧米では、他にいくつもの健康診断の効果を検証する比較試験が行なわれています。2012年には、18万人にものぼるデータを解析した論文が発表されましたが、健康診断を受けた人と受けなかった人とでは、心臓病や脳卒中、がんによる死亡率に差が見られなかったのです。

フィンランドの近隣国・デンマークでも30～60歳の6万人を対象に10年間にわたって追跡調査をした、比較試験が行なわれています。健康管理群では健康診断に加え、5年間に4回の健康相談と、リスクが高い人には運動や禁煙の指導も行なっています。こちらの結果も、心臓病や脳卒中の発症率、全体の死亡率に関して、健康管理群と放置群との間には大差がありませんでした。

「何もしないほうが死亡率は低い」、もしくは「大差がない」というこれらの結論を見て、私は精神科医として、**心の問題がいかに肉体に大きな影響を及ぼすか**を再認識しました。つまり「ストレス」こそが、人間にとって肉体をも蝕《むしば》む〝毒〟になるということです。定期検診のたびに、「太り気味」「コレステロール値が高い」「塩分を摂《と》りすぎ」などと言われつづけて管理されることが、患者さんにとっては大きな心の負担になる証左ではないでしょうか。

我慢型の生活をしていると、食事も質素になりがちです。食べることへの興味や喜びを失うと、精神的にも老化が早まります。食事でも何でも楽しんで、バランスよく、ちゃんと食べたほうが生き生きと暮らすことができます。毎日を生き生きと暮らせば、よく眠れ、消化吸収もいいし、免疫システムも活性化し、結果的にいちばんの健康法になると、私は考えています。このあたりは本書の第四章で詳しく述べましょう。

なかには、健康診断で病気を早期発見し、命が助かったという経験をした方もいらっしゃるでしょう。しかし、早期発見されなかった場合の結果はわかりません。欧米の比較試験から考えると、確率的にはどちらを選んでも、「寿命は変わらない」ということです。

この結論から考えると、健康診断は支障なく元気に生活している人を調べて、基準値から少し外れているからという理由で不安をあおり、ストレスを与えている可能性が少なくないのです。定期的に健康診断を受けることで、本人の免疫力で治るはずの病気が、間違った薬を投与されて悪化したり、異常があると言われて精神的に不調になったりする人を増やすことになっていたのかもしれません。

欧米では健康診断に関して、いろいろな比較試験を実施し、その結果として無意味だと判明したので、定期的な健康診断は行なわれていないのです。

「基準値」は個人差・年齢差・男女差を無視していいのか?

皆さんが健康診断を受けたときに、すごく意識しているのは「基準値（正常値）」ではないでしょうか。

実は、**日本の多くの基準値は平均値に標準偏差の何倍かを加えた程度の大雑把な数値や、海外のデータの受け売りに過ぎないのです。**なので、この本では「正常値」という呼び方はあえて使いません。

なかでも典型的なのが「血圧」の基準値。ちゃんとした理由もなく、血圧の基準値はどんどん下がっているのです。多くの基準値がそうであるように、年齢差や男女差は無視され、高齢者も若者も同じ基準で血圧の数値を気にしています。

日本高血圧学会の『高血圧治療ガイドライン』によると、収縮期血圧（いわゆる上の血圧）140未満、拡張期血圧（いわゆる下の血圧）90未満が、一般的には血圧の基準値の上限とされています。基準値から少しでも高い血圧が測定されると高血圧症と診断され、結果を見た人はできるだけ数値を下げようと努力します。

しかし、血圧が高いと、ほんとうに健康や寿命に害を及ぼすのでしょうか。

実は血圧に限らず、**現代の医学は未知の部分がまだまだ多くあります。**高齢になってからは、むしろ多少血圧が高いほうが健康を維持できる、とさえ私は思っています。

そもそも血圧とは、血管内を流れる血液が血管の壁を押す力のことです。一般的に、動脈を流れる血液の圧力のことで、心臓が収縮して血液を押し流すときの血圧を「収縮期血圧（最高血圧）」と呼び、反対に心臓が拡張して血液がゆっくり流れるときの血圧を「拡張期血圧（最低血圧）」と呼んでいます。また、病院で測る血圧を「診察室血圧」と呼び、自宅で測る血圧を「家庭血圧」と分けて定義しています。

日本でも１９７０年代までは、年齢プラス90～１００が上の血圧（収縮期血圧）の目安と考えられていました。「50歳であれば１５０」「60歳であれば１６０」と、年齢によって目安の値は異なっていたのです。

その後、１９８７年に厚生省（現・厚生労働省）が高血圧の基準値を定めました。その基準は上の血圧が１８０以上、下の血圧が１００以上は高血圧というものでした。そこから確かな根拠が示されないままに、日本高血圧学会は２０００年に基準を上は１４０、下は90以上にまで引き下げたのです。

さらに２０１９年になると、同会は高血圧治療ガイドラインの改訂に伴って、高血圧の診断基準は１４０／90以上のままとしながらも、それまで正常の血圧とされていた１３０～１３９／80～89を「高値血圧」（正常よりも高めの血圧）に分類しました。

血圧の基準値がどんどん下がって厳しくなった経緯には、製薬業界の思惑があったようです。ＷＨＯ（世界保健機関）は、１９７８年にいきなり年齢に関係なく、一律１６０／95という高血圧の基準値を採用しました。つまり、上の血圧が１６０以上か、下の血圧が95以上であれば、高血圧と判定されるわけです。もちろん、基準値が正しいという調査データや根拠は示されませんでした。

当時、ＷＨＯは運営資金不足に苦しんでおり、製薬業界からの寄付金に依存するようになっていたと言われています。さらに１９９９年、ＷＨＯは血圧の基準値を１４０／90に下げたのです。こうして、高血圧と診断され、薬を処方される人が激増していきました。

専門家からの反対運動があったにもかかわらず、新基準値はそのまま世界に広がりました。製薬業界の力がいかにすごいかを物語っていますが、アメリカ国内では降圧剤の売上が年間約３０００億円だったものが、５年後には5倍以上の１兆６３００億円になったと言われています。

日本国内でも、１９９８年には約２０００億円だった降圧剤の売上が、２００８年には1兆円を超えています。このように、日本もＷＨＯに追随する形で、基準値を下げていった経緯があるのです。

私自身、上の血圧が200以上あったときも、特に頭が痛くなったりしなかったので薬は飲みませんでした。さすがに上の血圧が200を超えたときには、170くらいまで下げましたが、それ以上強い薬を飲むと体がだるくなるので、やめています。

私自身、薬を飲まないと上の血圧が200を超える高血圧患者ですが、逆に基準値に近い140まで下げると頭が回らず調子が悪くなります。基準値よりもやや高めの血圧(160～170)を維持するように服薬していますが、毎日朝から晩まで仕事ができるほどに元気です。私にとっての血圧の〝基準値〟は、160～170ということになります。

血圧には個人差も年齢差もあるので、一律に「ここから上は高血圧」という基準値の決め方には疑問を持たざるを得ません。血圧に限らず、体に関する基準値というのは個人差があって当然で、さらには年齢とともに変わっていって当然のものだと、私は考えています。

日本人の体質や食生活を考慮した「基準値」など存在しない

血圧については海外の調査データが多少ありますが、日本人の体質や食生活を考慮した日本での調査は行なわれていません。このように、基準値というのは根拠もなく変わり、学会によっても微妙に変更されていたりするので、薬を処方する医者も、患者さんも混乱してしまいます。つまり、**「薬で数値を基準値に戻したら、ほんとうに病気の予防に役立つのか」「検査データが基準値から外れていたら、ほんとうのところ、どのくらい命が縮むのか」**といった肝心なことが見えてきません。

日本の健康診断は、こういった曖昧《あいまい》な基準値で成り立ち、多くの人が基準値からちょっと外れただけで病名をつけられて病人にされ、効く根拠の薄い薬が処方されているのが現状です。医者にとって〝お客様〟である病人を次々つくり出すために基準値が決められ、変更（改悪？）されているとしか思えません。

無駄な健康診断は人々の健康を損ない、寿命を縮めていると言っても過言ではないでしょう。にもかかわらず健康診断がなくならないどころか、ますます盛んに実施されるようになった裏には、日本の人口の構造的変化があります。人口が減少に転じ、日本の高齢化率は世界一になりました。医療業界にとって、このままでは病人（＝お客様）は減る一方で、相対的に医者の数は増えていきます。そのため、医療費のパイの分け前はさらに減るはずです。医者たちは、医療費のパイが増大するように、いろいろな戦略を練っています。

健康診断やがん検診のシステムを普及させることは、とりわけ大事な戦略なのです。

職場の定期的な**健康診断、人間ドック、がん検診は、日本ではどれも〝思いつき〟から始まっています。**定期的に検査をしたら寿命を延ばせるだろう、と誰かが思いついて、健康診断・検査が生まれて広まったのです。欧米のような検証はされていません。

健康診断は、いつの間にか企業などの法人の「義務」にもなってしまいました。厚生労働省の「国民生活基礎調査」によると、2022年時点で20歳以上の男女のうち、過去1年間に健康診断や人間ドックを受診したことがある人の割合は、男性73・1%、女性65・7%でした。

人間ドックも科学的な根拠がないまま日本で生まれて、年間約300万人もの人が受診しています。人間ドックは従業員に受診させないといけない、という法的な義務はありませんが、会社によっては「部長クラス以上は人間ドックを毎年受けるべきだ」とか、「35歳以上になったら人間ドックも選べる」とか、会社や健康保険組合の制度になっている企業もあります。

人間ドックのように検査項目が50以上もあれば、検査を受けたほとんどの人が何らかの異常を指摘されて当然です。人間ドックでは、検査項目すべてに異常がなかった人は10％以下です。

ところで、日本人の平均寿命は延びてきたのに健康な人が減っていることに、皆さんは違和感を覚えませんか？

健康診断の結果が基準値外になってしまうと、薬による治療が始まります。そのためには、まだ疑いの段階であっても医者は病名をつけなければなりません。たとえば、検査項目の三つが異常だった場合、それに対して三つの病名がついて、最低3種類の薬が処方されます。薬で胃が荒れる場合には、それを防ぐ胃薬も処方されます。

海外のデータを見ても、たとえばコレステロール値を下げると心筋梗塞は減るのですが、総死亡数は60歳を過ぎるとむしろ高くなります。一方、**日本人はコレステロール値を薬で下げても心筋梗塞は減らない**のです。

そもそも日本人と欧米人とでは、基本的に人種が異なり、生活習慣が異なり、体格も違い、体質も違います。そのことは認識しておくべきでしょう。

実際、欧米にはお腹まわりがでっぷり太った人が多く、日本の肥満体質の人とは体形が大きく異なります。日本でも大規模な追跡調査は時々行なわれています。たとえば東京都小金井《こがねい》市では、高齢者を15年間追いかけて、「コレステロール値は高めのほうが長生きする」と発表しています。ところが、学会がそのことを取り上げることはありません。いまさら「コレステロール値は高めのほうがいい」なんて言えば、学会のメンツが潰《つぶ》れるからです。

「健康診断を受けなさい」と言われれば断われない日本人

では、日本の健康診断の目的とは何か。その法的な根拠はどこにあるのでしょうか。

「健康診断」は「健診」とも呼ばれ、体の健康状態を総合的に調べる検査のこと。病気の早期発見や予防を目的としています。健康な人が受ける診察や検査のことを指しています。それに対して「検診」は、特定の病気の早期発見を目的として、集団で行なわれる検査のことです。「健診」と「検診」には厳密な違いがあります。

健診は就職や入学に際して、あるいは職場や学校で定期的に行なわれているので、誰もが経験しているはずです。血圧測定や身体計測から、血液検査、尿検査、心電図検査、胸部X線検査などが行なわれます。中高年になると、さらにがん検診などが入ってきます。

これらの健康診断は、法律で実施が義務付けられた「法定健診」と、個人が任意で受ける「任意健診」の二つに分けられます。

法定健診には、定期健康診断や雇用時健康診断などがあり、「労働安全衛生法」などにより、年1回以上の実施が義務付けられています。事業者（企業など）は労働者に対し、厚生労働省令で定めるところにより、医師による健康診断を行なわなければならない、と法律に定められています。労働者ではなく、経営者側に義務があるわけです。違反者には罰則も課せられます。

任意健診には、人間ドックやがん検診があり、任意なので自分の意思で受けるものです。がん検診の対象となっているがんは、胃がん、子宮頸《けい》がん、肺がん、乳がん、大腸がんです。受けるかどうかは任意となっているので、健康診断の際は案内が配布されるだけです。

また、幼稚園から大学までの学校には「学校保健安全法」があり、各学年で定期的に、児童・生徒・学生等の健康診断を行なわなければならない、と定められています。

高齢者には、「高齢者の医療の確保に関する法律」などがあります。「特定健康診断（メタボ健診）」は、メタボリック・シンドローム（内臓脂肪症候群）の予防や早期発見を目的とし、「高齢者の医療の確保に関する法律」によって行なわれているものです。対象は公的医療保険に加入している40歳から74歳までの中高年や高齢者の方々。日本では法律により、すべての人が公的医療保険に加入しています。つまり、メタボ健診は中年以降の日本人ほとんどが対象ということになります。

職場などで行なわれてきた健康診断との違いは不明確で、なぜこのメタボ健診が行なわれているのかも、いまだ不明です。

ほかにも、「健康増進法」「感染症法」など、健康診断に関する法律はさまざまです。先ほどのがん検診は、「健康増進法」に基づいて市町村が実施する健康増進事業です。厚生労働省が定める「がん予防重点健康教育及びがん検診実施のための指針」に基づき行なわれています。

このように**日本では、会社で「健康診断を受けなさい」と言われれば断われないような状況になっています。**病院へ行って、医者から検査をすすめられれば受けるしかないのです。

本来、健診や検査は患者さん自身が体調の悪いときや、病気になったのではないかと感じたときに本人が判断して受ければいいものです。毎年定期的に受ける健康診断は、実際に意味があるのでしょうか――。絶対に受けなければならないものなのか、疑っている方々も増えてきていると思います。

住民に受診義務があるわけではありませんが、自治体でも受診率が一定以上にならないと、組合や自治体に対するペナルティ、つまり補助金の減額が課せられるので、組合や自治体は受診を一生懸命呼びかける仕組みになっています。皆さんのご自宅に市町村から届く「がん検診」のお知らせハガキには、こういった背景があるのです。

40～50代は健診・検査でどんどん病人にされる

日本の健康診断の対象者の中心は40～50代の現役世代になっており、特に念入りに行なわれています。さまざまな老化現象が出はじめるこの年代は、医療業界から見ると〝金《かね》の成る木〟だからです。

保険医療であれば、私たちが病院や診療所の窓口で払う治療費はそれほど高いものではありません。私たちが払っているのは一般的には全医療費の約3割。残りの約7割は健康保険で賄《まかな》われます。この健康保険の主な財源は、事業主と私たちが納める健康保険料です。40〜50代では病人の割合は高齢者より少ないので黒字が見込めます。一方で、健康診断をすれば何らかの病気が見つかり、病人にしやすい世代でもあります。そのため、国は中高年にターゲットを絞っているかのようです。職場健診を義務化し、罰則を厳しくして健診受診者と検査の数を増やそうとしているかのようです。そうすることで、病人は増えます。検査をたくさん受けるほど「異常値」が出る人が増え、病人にされる確率が高まるからです。

また、中高年になって検査項目が増えていけば、新しく調べた検査データが「基準値」よりも少し外れただけで誰もが不安になります。病院で精密検査を受けて、金儲け主義の医者にかかると、必要以上の薬が処方されます。**中高年の皆さんはいつの間にか病名が付けられて病人にされ、薬を飲みつづけながら、いつまでも不安の連鎖から抜けられなくなる**のです。

日本の医療業界には基準値を絶対視する「基準値至上主義」がはびこっていますから、

臓器の機能や血液成分を検査して、そのデータが基準値から外れていると、患者さんが元気であっても、「基準値から外れる＝異常値＝病気」と見なします。

健康診断で判明した「異常値」を「基準値」に戻すために、薬は処方されます。その薬の副作用で患者さんの具合が悪くなったとしても、とにかく検査の異常値を基準値に戻すことが優先されます。これが今の医者の仕事になっているとも言えます。まるで、薬で異常値を基準値に収めることを使命にしているかのようです。

しかし、先ほど述べたように、この**基準値自体が〝あやふや〟**なのです。たとえば、「ある病気について大規模調査をしたら、こういう数値のグループがいちばん病気になりにくいことが判明した。だから、それに基づいて基準値を選定した」といった、納得のいく根拠がないのです。

病院にとって特に儲けがいいのは「がん検診」

健康診断を受けなければ、病気が見つかることなく自然治癒力でそのまま回復する人もいるでしょう。痛くなったり、体調が悪くなったりしたら病院に行けばいいのです。健康な人が、わざわざ根拠のあやふやな健康診断やメタボ健診を受ける必要はないのです。**健康診断や検査を受けることで、老化現象に対しても病名がつけられ、病人にされてしまいます。**高血圧や糖尿病であれば、一生薬とのお付き合いが始まります。病院側からすれば、診察料や検査料が定期的に入ってくる仕組みです。

最も儲《もう》けがいいのは「がん検診」でしょう。がん検診自体はそれほどではありませんが、何か異常が見つかれば、より高度な検査が必要になります。内視鏡検査や組織検査、CTやMRI、PETなどの検査をすれば、高額な診療報酬の請求が可能になります。

また、がんと診断されれば、標準治療の「手術」「抗がん剤」「放射線治療」から、高額な自由診療まで、さまざまなメニューがあります。長期の治療ともなれば、入院や投薬、リハビリなどで医療収入は大幅にアップしますし、治療後にも経過観察として通院してもらい、その都度血液検査やCTによる検査をすれば、安定収入源になるわけです。

2022年段階で、年間約100万人もの人たちが新たにがんと診断され、約43万人ががんで死亡したと推測されています。2035~39年の将来推計では、年間の平均罹患《りかん》数が男性64万人、女性53万人と予測されています。今後もがんは増えていきます。

新規がん患者のほとんどは、がん検診や人間ドックなどでがんが発見された人たちでしょうし、治療に通院している患者さんを含めれば、数百万人に膨《ふく》らむことでしょう。
しかし、高齢者の方々に限って見れば、検査で病人にされた健康な人たちかもしれないのです。医者や専門家たちが、治療の必要のないがんに対しても手術や抗がん剤をすすめている可能性があります。

実際、**日本は先進国で最もがん検診を盛んに行なっていますが、先進国で唯一、がんの患者数が増え、死亡者数はほぼ横ばい**です。がん検診による早期発見・早期治療がほんとうに有効であるのならば、がんの患者数・死亡者数ともにもっと減っていていいはずです。見つけなくても大丈夫ながんを見つけて治療し、高齢者をヨボヨボにして第2の人生を奪っている可能性は否定できません。

私自身、60歳を超えたこともあり、もうがん検診は受けなくてもよいと思っています。もし受けるのであれば、がんが発覚した際にどのような対応をし、どのような治療をするのがいいかを考えておく必要があると思っています。60歳未満であればがん治療に耐えられる体力もあるでしょうし、子どもが独立するまでは働かないといけないという人もいらっしゃるでしょう。がん治療に積極的に取り組んだほうがいい場合も多いと思います。しかし、**60歳を超えると、がんなどの病気が見つかっても即治療することが必ずしも正解とは限りません。**高齢になればなるほど外科的な手術は体の負担が大きく、抗がん剤治療も食事が摂れなくなるなど、体力を消耗していきます。

そのうえ、入院生活が長期にわたると筋肉が衰え、歩くこともままならなくなってしまいます。そのまま寝たきりになり、亡くなってしまう事例は少なくありません。また、安静にしている時間が長いために、血栓《けっせん》ができやすくなったり、認知症が進んだりといった弊害《へいがい》もあります。

抗がん剤自体の副作用もあります。たとえば肺がんに使われる抗がん剤には間質性肺炎を引き起こすものもあります。肺がんが抑えられても、間質性肺炎という治療法のない肺の病を引き起こしてしまっては、何のための治療なのかわかりません。

私は、よく「がんが見つかっても、治療をしないという選択肢もある」ということを高齢の患者さんにはお伝えしています。以前、浴風会《よくふうかい》病院（東京都杉並区）という高齢者専門病院に勤めていたときに、亡くなった高齢者の方々の解剖結果を年に100例ほど見てきました。その結果を見ていると、**85歳を超えると人間誰しも体のどこかにがんはあるものなのです。**

がんは、細胞の老化によって起こる病気なので、年齢を重ねれば体のどこかががん化するわけです。つまり、人間の体の仕組みを考えれば、60歳を過ぎたら、がんが見つかることを覚悟したほうがよいのです。

高齢であれば治療をせずに放置していても、亡くなる直前まで体力は落ちず、痛みを感じないこともあります。がんの摘出手術や抗がん剤治療が体力を奪うのであれば、**つらい治療はせずに、残りの人生でやり残したことをやり、楽しく生きていくという選択肢もあります。**

医療が煽る「不安」には、自己免疫力を高めて対抗しよう

がん検診には宣伝活動が必要です。告知をしなければ誰も意味のない検診など受けないでしょう。ほかの業界と同じように、儲けるために医療業界もさまざまな工夫をしているわけです。そのカラクリに惑わされないことが、「健康診断」の壁を破る知恵になります。

安全に長生きするためには、健康なときには健診・検査は受けず、病院や医者に近づかないことです。

賢明な読者は、ここまで読めば健診・検査が病人を作り出す仕組みについて、ご理解いただけたと思います。

健康というのは、元気で体調が良く、ご飯が美味しく、日常の生活動作に不自由がないことです。年齢を重ねれば、腰の痛みや、ひざの痛みなど、多少の不具合が生じてくるものです。これらは老化現象であって、多少の症状があっても元気に生活できていれば、自分は「健康」であると考えていいでしょう。

ただし、日常生活に支障が出るほどの重い症状があれば別です。当然、検査や治療が必要になりますので、そのときに、自分に最適な医者、病院を探せばいいのです。

がんに限らず、**老化に病名をつけていけば、高齢者は全員「病人」になります。**検査結果の本質が老化現象であっても、「高血圧症」「高コレステロール血症」「認知症」「骨粗《こつそ》鬆症《しょうしょう》」などとレッテルを貼られれば、私たちは「病気」だと錯覚します。病気であれば薬で治るかもしれないし、生活習慣を変えれば何とかなるだろうと思ってしまうのです。

いつのころからか「成人病」は「生活習慣病」と呼び方を変えたことで、私たちは病院で「食べ過ぎはダメ」「間食はダメ」「タバコはやめなさい」「塩分は控えなさい」というように「生活指導」をされるようになりました。おいしいものを食べる、友人と楽しいお酒を飲む、といった人生の楽しみは奪われてしまい、それがかえってストレスになっているのです。

一方で、医療業界は、高血圧や糖尿病などの基準値を根拠なく低く定め、あるいは勝手に厳しい数値に変更し、患者さんの年齢は無視して老若男女同一の基準を適用しています。この全員一律に同じ基準値を適用するというのも、効率的に患者さんを増やし、自動的に医療費を増やすカラクリだと言えます。

多くの高齢者は放っておくと元気で健康的なので、もし安心感を与えたら治療を受けてくれず、病院経営は成り立ちません。そのために、病院や医者たちは、健康診断・検査をたくさん行なって病人を生み出し、患者さんを不安にさせ、治療に持ち込むことに専念するわけです。それが仕事の一部になっている医者がいることも知っておくべきです。

健康診断や検査をすることで健康な人に不安を抱かせ、**医療業界はまさに「不安産業」**となっているのです。**健康は追い求めると、それがストレスになり、不健康になってしま**

うという矛盾を抱えています。

元気な人でも長寿に囚《とら》われるあまり、薬漬けや過剰医療で命を縮めかねません。医療には、健康な人をそれ以上元気にはできないという限界がありますし、老化現象を食い止める薬はないのです。それにもかかわらず、日本の医療は、「人間は永遠に生きる」かのような幻想を患者さんに抱かせて医療行為をしているといっても過言ではありません。

人間には免疫機能が備わっており、体は完璧な仕組みで日夜休みなく働いています。脳や末梢神経、心臓、肺、肝臓、腎臓、骨髄その他の臓器や組織は、普段は意識できませんが、精巧な仕組みで成り立っています。各臓器は間断なく働き、食事や運動、ストレス、睡眠、心理状態などに応じて相互に影響を及ぼし合い、それぞれの働きを調節しています。

人間は、自然に任せていれば、健康で、健やかな人生を歩めるのです。医療業界に頼るのではなく、**自分自身の免疫力や自然治癒力をもっと信用するべき**なのです。

高齢者を検査漬け・薬漬けにするより〝人〟にお金をかけるべき

これまで見てきたように、日本の医療は、高齢者を検査漬け、薬漬けにして長期入院させて、高齢者医療で収益を上げてきました。一方で、医療財政はパンク状態で、改革は待ったなしです。

厚生労働省が管轄する医療業界は、病院などの医療機関、製薬会社、医療機器メーカーなどから成ります。厚労省がこの業界を盛り立てようとしても、最近では国の財政事情が厳しく、財務省からは社会保障費の削減が叫ばれています。

私たちはなるべく医療のお世話にならないことでしか、医療財政を健全化することはできません。なかでも健康診断は、日本の医療の無駄の最たるものと言えます。この無駄な部分にお金を使うのなら、介護労働者の所得を上げるべきだと私は考えています。

たとえば、介護労働者は200万人以上いますが、仮に200万人として、その人たちの年収を50万円上げるとすれば、1兆円あれば足りるわけです。年収が50万円上がれば、介護労働者を集めやすくなると思います。そこにお金を使ってはどうでしょうか。

40兆円以上ある国民医療費のうち、1割の無駄な検査や投薬をやめさせることができたら、年間で4兆円を捻出できるわけです。4兆円あれば、介護労働者や看護師の年収を50～100万円増やせます。**これからの医療には、健康診断や薬よりも〝人〟にお金をかけるべき**なのです。

医療財政の健全化に対して、個人ができることはあまりないように感じます。政治家や官僚に任せるしかないのかもしれません。それでも小さな抵抗として、**仕事をリタイアした人であれば無駄な健康診断を断ることは可能**です。

かりに自治体から健康診断をすすめる電話がかかってきて、あなたは断ることができるでしょうか。

職場で受けさせられる健康診断は、先ほど紹介した法律があるために強制されます。しかし、60歳を過ぎた定年後の方々の健診は、自治体による住民健診やがん検診などしかありません、受けずに済ませることも可能です。自治体の担当者から何か言われたら、「検診を受けたら寿命が延びるという確実なデータがありますか」と問えばいいし、「受けたらより健康になると保証してくれますか」と聞いてみるのもいいでしょう。

第一章のポイント

□健康診断には、死亡率を下げるといった科学的根拠はない。日本以外の先進国では、公費による健康診断は「お金の無駄遣い」という認識。
□健康とは、元気で体調が良く、ご飯がおいしく、日常の生活活動に不自由がないこと。
□自覚症状がない健康な人でも、健康診断を受ければ高齢になるほど検査値が基準値に収まらなくなり、病名を付けられ、薬をつぎつぎと処方され、不安が募《つの》っていく。
□「ストレス」は人間にとって肉体を蝕む、いちばんの〝毒〟。心の問題がいかに肉体に大きな影響を及ぼすかを知るべき。
□老若男女が同じ「基準値」であることに、疑問を持つべき。個人差も年齢差も無視して、一律に「ここからは基準値外」といった決め方には無理がある。
□日本人の体質や食生活を考慮した「基準値」は存在しない。
□検査項目が50以上もある人間ドックの検査では、何らかの検査で基準値外になるのは当然。
□日本では法律があるため、職場では健康診断を受けなければいけないが、健康診断・検査は本来、体調が悪いときに受けるというのが世界的な常識。

□もしがん検査を受けるのであれば、がんが発覚した際にどのような対応をし、どのような治療をするのがいいかを考えておくべき。

□「成人病」を「生活習慣病」と呼び方を変えたことで、私たちは病院で「生活指導」をされるようになり、それがかえってストレスになる。

□高齢者を検査漬け・薬漬けにするお金があるのならば、そのお金を使って看護師や介護労働者の給料を上げるべき。

第二章　患者の壁②

「医者」という壁

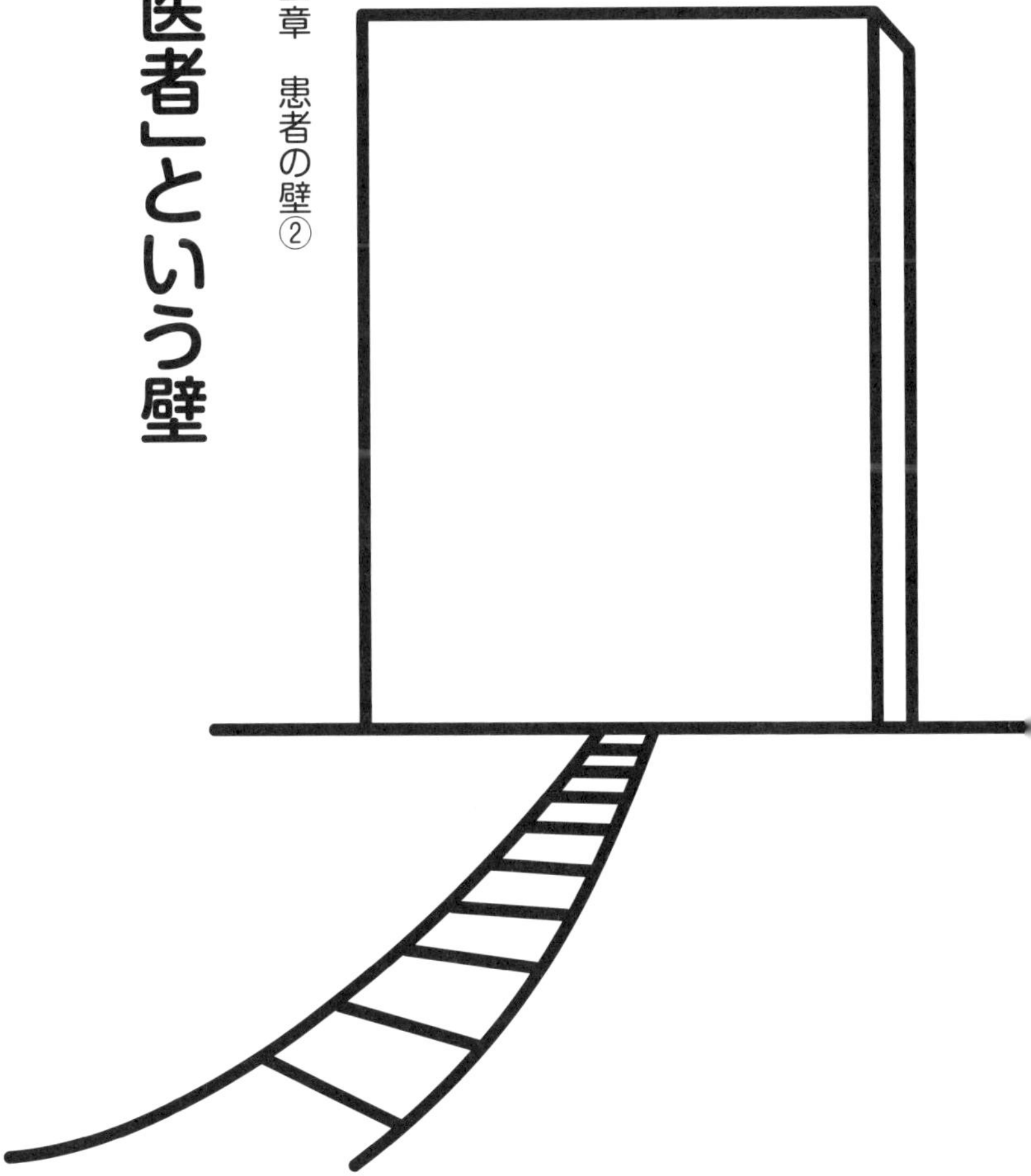

「大学病院にかかれば大丈夫」という幻想は捨てよう

日本では「頭のいい人が医者になっているので、間違ったことはしない」「設備の整った大学病院だから、医療は万全だろう」と、多くの人が考えがちです。しかし、当たり前のことですが、**医者にも患者さんのことを真剣に考える人もいれば、お金儲けを優先する人もいる**わけです。

名医と言われたり、手術の達人と言われたりする医者も、最初から名医だったわけでも、手術が上手だったわけでもありません。患者さんを相手にする臨床の現場で経験を積み、技術を磨いていったからです。日本でも海外でも、大学病院は医者の卵たちが練習・研鑽《けんさん》を積む場なのです。

日本以外の国では、大学病院は「医療機関としての評価が低く、治療費が安い病院」というのが一般常識です。日本でもそのことを理解したうえで通院すべきだと私は考えます。

大学病院は「一人前の医者を育てる訓練機関」という現実を患者さんに伝えることなく、臨床の現場に研修医を立たせています。大学病院としては、手術は誰がやっても保険点数

（診療報酬）は同じ。臨床研修指定の病院で手術を受けるときは、医者の卵たちの練習に付き合ってあげるという広い心を持った患者さんになるか、ベテランの医者に執刀してもらえるように懇願するか、態度を明確にすべきです。

大学病院は、医者の養成機関としての側面がありますから、ときどき医療ミスがニュースになることはあります。「つらい症状を何とかしたくて治療を受けたのに、かえって悪化してしまった」「手術やその後の処置に人為的なミスがあり、後遺症が残った」といったケースが、大学病院や大病院では起こっています。

患者さんは**自分の病気が重篤《じゅうとく》であればあるほど、「大学病院は万全だ」という幻想は捨てたほうがよい**でしょう。いまはインターネットを使えば、専門病院や評判のよい医者を探すことはできます。すべての判断を病院や医者側に委《ゆだ》ねるのではなく、みずから情報を取りにいくべきでしょう。

それでも、どうしても大学病院に通いたいのであれば、その大学病院の医学部が臨床を重視しているのか、研究を重視しているのかを調べることをおすすめします。研究者ばかりの大学病院では、臨床を軽視している医者もいます。教授と言われるベテランの医者でも、長年研究に携わっていたため、臨床経験があまりない医者もいるのです。研究重視の医者は本業が研究のため、臨床を軽く見ている人もいます。患者さんにとってはマイナスだらけです。

このように、日本の大学病院には、「研究」「臨床」「教育」の三つの機能があります。医学部の教授の8割ほどは研究実績で選ばれてきました。最近は、臨床軽視を自覚するようになり、臨床経験のある腕のよい医者を教授にする動きも出てきましたが、その見極めは難しいかもしれません。

大学病院は「デパート」、個人病院やクリニックは「ブティック」みたいなものだと考えてはどうでしょうか。病気になったとき、デパートである大学病院には、高度な医療機器が揃《そろ》ってはいるけれども、一人ひとりへの細かい対応をていねいにするのには限界があります。一方、個人病院やクリニックは医療機器が十分でないぶん、患者さん一人ひとりに寄り添ってくれるかもしれません。

残念ながら規模の小さな病院では、「患者さんの話を聞く」「検査をする」「薬を処方する」くらいしか患者さんへの対応ができないので、重篤な病気に関しては大学病院や大病院のお世話にならざるを得ません。
その際にも、患者として医者や医療を見極める目を持たないと、病気がよくなるどころか、医療ミスの犠牲になりかねないことを忘れないでください。

「かかりつけ医」は町医者のほうがいい

60歳以上の方は大学病院の専門医ではなく、自宅の近所で地域医療を担っている医者を「かかりつけ医」にしたほうがよい、と私は考えています。専門医は、高齢者ばかりを診ているわけではないので、高齢者診療の基本がわかっていない可能性が高いのです。

高齢者診療の基本は、一人ひとりの事情に合わせた診療をすることです。年齢を重ねれば重ねるほど、体の機能には個人差が出てきます。同じ薬を処方しても、効き方や副作用に個人差が出てくるのです。

高齢者診療の基本をわかっていない医者は、検査の数値を頼りに薬を処方し、検査値を一生懸命「基準値」に近づけようとします。第一章でも繰り返し述べたように、「検査値が基準値に収まれば病気は治る」と考えているからです。**基準値はあくまで平均値であり、**

年齢に応じて、あるいは個人差に応じて判断をすべきなのです。

患者さんが「この薬は体に合わない」「だるくなるし、頭がぼんやりする」と言えば、医者は「薬が合わなかったかもしれませんね。ほかの薬を試しましょう」と答えるのが普通です。ところが、なかには「頑張って飲みつづけましょう。ほかに治療法はないんですよ」と答えるような医者がいますが、かかりつけ医には向いていません。

また、医者と患者さんはお互い人間ですから、「相性が合う・合わない」の問題もあります。定期的に通うことになる可能性があるので、**話していてうまくコミュニケーションが取れない医者は避けるべき**でしょう。

いわゆる「町医者」のほうが、高齢の患者さんへの対応には慣れていますし、経験も豊富です。

かつて、日本の医者の多くは「町医者」でした。自宅が診療所のため、診療時間外でも当然のように往診してくれたものです。健康相談にも気軽に乗ってくれました。検査機器は現代のように充実はしていませんでしたが、ていねいに問診・触診・聴診をし、すべての病気を診てくれたものです。

1980年代までは、このような「町医者」が多く存在していました。ところが医学の進歩に伴って、大学の医学教育は1990年代以降、臓器別診療が主流となります。専門医を育成する仕組みへと変化していったのです。それに伴い、昔ながらの「町医者」は徐々に減っていきます。

現在の大学病院の専門医は、基本的に「臓器別診療」のスタイルを取っていますから、「臓器の専門家」です。つまり、彼らにとって「病気が治る」というのは、特定の「臓器の状態がよくなる」ことを意味しています。

しかし、高齢になれば臓器の機能は徐々に低下していきます。ある臓器だけの治療をしても、ほかの臓器に支障が出てしまうことは少なくありません。そのため、治療した臓器はよくなっても、体全体では健康とは言えないこともよくあることです。

社会科学の専門家が「部分最適は全体最適ではない」とよく口にします。電車の中でいちゃつく若いカップルがいたとします。二人にとっては楽しい世界ですが、周囲の乗客にとっては迷惑行為になる、というようなことです。

常識的に考えれば当たり前なのですが、日本の専門医は、各専門分野で良い治療をすれば、患者さんの病気は治ると信じているようです。そうでなければ、ほかの先進国に比べて過剰とも思えるほどの薬を処方したりはしないでしょう。

最近、都心では駅前の一等地に、1階は調剤薬局、2階以上に内科、婦人科、整形外科といったクリニックが入居する、新しいビルが急増しています。これは「ドクターズビル」と呼ばれ、1階の調剤薬局が大家さんで、入居金、敷金、礼金はゼロで入居できるため、大学の専門医たちがどんどん独立して、ドクターズビルで開業しているのです。医者としては開業資金を抑えることができ、自宅での開業ではないので夜中に呼び出されることもありません。大家の調剤薬局は2階以上のクリニックから、薬の調剤を独占できるため儲かるのです。

そもそもこのようなビルが建つのは、医薬分業のため、薬の売上を調剤薬局が独占できるようになり、儲かったお金を不動産に投資できるようになったからです。勤務医も独立しやすくなったのですが、反面、当直医や救急医などの救命救急の第一線で必要な勤務医が減り、こうしたビルは都会に集中しているために、地方では医療崩壊が起こっています。

ドクターズビルで開業している医者も、避けたほうがいいかもしれません。

日本の医者はどんな診療科でも名乗れてしまう

先ほど「かかりつけ医は町医者のほうがいい」と書きましたが、昔ながらの「いつでも、誰でも、どんな病気でも」診てくれる、昔ながらの「町医者」を探すのは至難の業となってきました。

そんな「町医者」に代わって最近注目されているのが「プライマリ・ケア」です。プライマリ・ケアとは、日常的な健康問題を臓器別ではなく総合的に診療する医療のこと。風邪や高血圧、ひざ痛、ぎっくり腰などの日常的に起こる症状全般に対応するだけでなく、検査結果や体調の急変などに幅広く対処します。病院にもこうしたプライマリ・ケアを担う「総合診療科」が増えてきましたが、全体から見ると、まだまだ少数です。プライマリ・ケアを担う医者を「総合診療医」と言いますが、その数は医者全体の2％程度に過ぎません。

実は、この「総合診療科」を名乗る医者にも、問題があるのです。たとえば、大学病院で循環器内科の医者として働いていた人が、開業するときに「総合診療科」を名乗るケースがあります。現在の日本の医師制度では、医師免許さえ持っていれば、「麻酔科」「歯科」

以外の診療科であれば標榜《ひょうぼう》できる（名乗れる）のです。子どもを一人も診たことがなくても「小児科」は名乗れますし、眼科医が「婦人科」を標榜することも可能です。

もちろん、専門でない診療科を掲げて評判が悪かったり、医療ミスが発生したりすれば病院自体が存続できなくなるので、さすがに専門外の診療科は躊躇《ちゅうちょ》するのが普通です。

かかりつけ医を探すうえでの問題点としては、昔ながらの「町医者」が減っていることだけでなく、総合診療医の〝ふり〟をする医者が多いことです。総合診療科はそれほど専門性が高くないと誤解している医者が少なくないため、ほかの診療科と比べて標榜するハードルが低い傾向にあるようです。

総合診療に関する勉強・訓練をしていないにもかかわらず、「総合診療科」を名乗る医者だけが問題ではありません。名乗らないものの、開業した途端に総合診療の〝ふり〟をする医者が少なくないのです。

たとえば、町の開業医で内科を標榜し「往診もします、小児科もやります」と掲げているクリニックはけっこうあります。しかし、診察室に入ると「循環器内科専門医」の認定証書が貼ってあったりします。大きな病院にいたときは循環器内科医や呼吸器内科医だった医者が、総合診療について学んでいなくても、開業したとたんに総合診療ができる〝ふり〟をしているわけです。

総合診療ができる〝ふり〟をする医者は、自分の専門外の治療に関してはマニュアルに頼りがちで、結果として多くの薬を処方する傾向があります。これを「多剤併用」と言います。詳しくは第三章で説明しますが、端的に言うと**薬を多く処方する医者は良い医者とは言えません**。

実は、こうしたことは、私の専門である精神科でも大きな問題になっています。カウンセリングをほとんどやったことがない医者が、「心療内科」を名乗ったりする事例です。

日本では、医者になればどのような診療科でも名乗れてしまいます。そのため、クリニックによって総合診療科の質の差は大きく、〝月とスッポン〟以上になります。総合診療科を名乗るのであれば、せめて1年でもいいので、総合診療科のある病院で修行なり、研修をするシステムが必要でしょう。

他方、高齢の患者さんは一昔前に比べて格段に〝賢く〟なっています。たとえば、団塊の世代はＩＴリテラシー（理解力・操作能力）が高く、70代の高齢者でも当たり前のように、スマートフォンやパソコンを使いこなします。

ＩＴ機器を駆使して、真剣に医者を選ぶ人が増えました。その知識を生かして、総合診療ができる〝ふり〟をする医者や、多種類の薬を処方する開業医を選ばない、というのも「医者の壁」を破る力になります。

「かかりつけ医」と「在宅診療医」をセットで考えよう

いま日本では、高齢者がすさまじい勢いで増えており、90歳以上だけで２８０万人を超えています（24年９月）。要介護５の人でも65万人はいると言われています。

要介護認定を受けた患者さんたちのなかには、自分で歩いて病院に行けなかったり、車椅子を押してくれる人がいなかったりで、通院できない患者さんもいます。そのような事情を抱える患者さんの増加に伴い、「在宅診療所」の必要性が高まっています。

在宅診療所とは病気や障害など、自宅療養中で通院が困難な患者さんに、医師や看護師が定期的に訪問する医療機関のことです。

患者さんが人生のラストステージに近づいていくなかで、信頼できる「かかりつけ医」

を持ち、死ぬまでその医者に診てもらいたいというニーズは確実にあります。特に自宅で最期を過ごしたい（在宅死）という要望が増えてきており、**「在宅診療医」もかかりつけ医の選択肢の一つとして考えなければいけません。**

厚生労働省は２０２５年を目途に「地域包括ケアシステム」を構築する、と派手なアドバルーンを上げてきました。地域包括ケアシステムとは、高齢者の尊厳の保持と自立生活の支援を目的に、住み慣れた地域で自分らしい暮らしを最期まで続けることができるように、介護サービス、在宅診療、訪問看護、リハビリテーションなどのサービス・支援を、包括的に提供する体制のことです。

現実的には、地域包括ケアシステムは機能している地域もあれば、あまり機能していない地域もあります。ここでも在宅診療医の質が問題になります。在宅診療の経験やトレーニングをちゃんと積んだ医者が育っていないことが原因です。「ここまでできて初めて在宅診療と言えるのだ」という指針がないといけないのです。

現在、24時間体制で在宅診療や訪問看護が可能な体制を整えている「在宅療養支援病院は全国に１４００以上、「在宅療養支援診療所」は1万４０００ヵ所以上登録されています（ちなみに、病院は入院ベッド数が20床以上、診療所は入院ベッド数が19床以下の医療機関のこと）。

ところが、以前対談させていただいた東京都江戸川区のしろひげ在宅診療所院長の山中《やまなか》光茂《みつしげ》医師は、「実は年間に10件も緊急往診に行っていないし、看取りも4件未満という医療機関が7割以上です。逆に言うと残りの3割のところでも、10件の緊急往診、看取りも4件の条件を満たせば、厚労省の基準では『機能強化型』となって診療報酬が優遇される」といった指摘をされていました。山中医師はこういった診療報酬泥棒のような在宅診療医のことを〝なんちゃって在宅診療医〟と呼んでいます。

現代の日本の医療に欠けていて、実は大事だと思うのは、医者が「患者さんの人生そのものに関心を持つ」ことです。在宅診療を謳《うた》いながら、患者さんを担当する医者がコロコロ変わるのではなく、担当の医者の顔を見たら安心できるような信頼関係がすごく大事だと思うのです。もちろん、医者も一人で診るのは大変ですから、二～三人で手分けして患者さんに対応するのは仕方のないことです。でも突然、今まで診てもらったことのないアルバイトの医者が夜間の往診時に現れ、表面的に対応・診察されても、患者さんは困惑するだけです。

ちなみに、良い在宅診療医を見つける方法について、山中医師は「**介護職員からの評価が高い医師は、在宅診療医として良いお医者さんが多い**」と言っていました。

人にはそれぞれの生き方や価値観がある

私が勤務していた浴風会病院は、当時はまだ珍しかった高齢者専門の治療目的の病院で、そこで私は多くの高齢者を診てきました。

若かった私は、ＢＵＮ（血液中の尿素に含まれる窒素《ちっそ》量）の数値が上がった患者さんに「これは脱水だ」と判断して点滴を始めたのですが、心臓が弱った高齢の患者さんに点滴したため、胸に水が溜まって溺れているような状態になり、かえって苦しませたことがあります。そのとき、先輩医師から、「**脱水死というのは、だんだん意識がボーっとしてきて、わりと楽な死に方**なんだ」と教えてもらい、びっくりしたのを覚えています。

単純に「尊厳死」という話ではなく、本人がどれだけ楽なのか、気持ちがいいのか――これから高齢者が増えれば増えるほど、考えなければいけないテーマなのです。

「尊厳死」という言葉も認知されはじめ、死ぬ間際には点滴などを断われるようになりました。しかし、50代、60代の人が「高血圧の薬なんか飲むのは嫌だ」「酒を止めるのは嫌だ」「塩分を控えるのは嫌だ」などと言うと、医者からは全否定されるでしょう。

ですが、これこそＱＯＬ（クオリティ・オブ・ライフ＝生活の質）を改善したいという欲求から起こる問題です。現在は、患者さんが「寿命が短くなってもいいから、ＱＯＬを大事にしてほしい」と訴えたところで、医者はまず許さないでしょう。死ぬ間際になって、ようやく許されるのです。

人にはそれぞれの生き方や価値観があります。「太く短く生きたい人」も、「細く長く生きたい人」も、**生き方を選ぶのは患者さんであるべき**です。ところが、多くの医者は「細く長く」を押し付けて、言うことを聞かせようとします。

医者や病院側の価値観を患者さんに押し付け、患者さんや家族側も「こちらの延命を考えてくれているから」との思いから、その判断に従ってきました。しかしいまは、**患者さんがどういう経済状態で、どういう生活をしているのか、どういう価値観を持っているのかを含めて、対応する時代になってきた**と思います。寝たきりや外出できない高齢者が急増している状況で、個別の事情に即した対応がないがしろにされているのは、日本の医療の残念なところです。

とりわけ**医療の嫌な部分は、医者が患者さんに変な命令や指示をすること**です。「血圧の薬は飲み忘れず続けなさい」「お酒は一切飲んではだめです」「もっと痩せなさい」など、それが仮に医学的に正しいことでも、最終的には患者さん本人が決めることです。患者さんの自己決定を無視して、医者が「俺の言っていることは正しい」「俺の言う通りにしろ」といった態度を取るのは、いかがなものかと思います。

また、医者が使う悪いセリフに、「こうしないと死ぬよ」といったニュアンスの言葉があります。人間は誰だっていずれ死ぬわけです。多少その時期が早まったり、遅くなったりすることはありますが、死は確実に訪れるわけです。患者さんが、「少し長く生きるよりも、残りの人生の満足度を上げるほうを選択する」という判断をすれば、医者は尊重すべきです。

先ほどご紹介した山中光茂医師は、「医者は存在だけでパワハラなんだ」とおっしゃっていました。医者は周囲からいつの間にか忖度《そんたく》され、患者さんも当然医者が言ったことの重みを十分感じて受け止めてしまいます。そのため、「存在自体がパワハラにならないように、医者は必要以上に謙虚でなければいけない」（山中医師）とも指摘されていました。

また、次のような事例も紹介していただきました。

「患者さんが自己決定したように見えても、実は医者に誘導されて判断している場合もあります。また、言葉の一つひとつに対して、医者は謙虚であるべきで、体調が急変したときに、患者さんの本心は『家で最期を過ごしたい』と思っていても、医者が『この状況では家で診られません』と言ってしまうと、本人や家族は、救急搬送や病院で治療することを選んでしまいます。医者が、『家でも苦しまないように介護体制を整えますよ。治療もできますよ』と言ってあげるだけで、患者さんは選択肢が増えて自分の意思で自己決定ができるわけです。それほどまでに、医者には謙虚であってほしいのです」

「危ない医者」がいることを忘れるな

医者や家族が思っていたよりも、患者さんが早く亡くなることはよくあることです。その際、**本人が満足して亡くなったのであれば、それがいちばん**です。「最期は家で死にたい」という高齢者は多いですし、病院に入院したら好きなお酒も飲めなくなります。好きなタバコも吸えなくなるというのでは、何のために生きているのかわからなくなってしまう、という人もいるでしょう。

ボロボロの体でもお酒を飲んでいると幸せという人もいますし、タバコを一服吸うと落ち着く患者さんもいます。**「病は気から」というのは、けっこう的を射ている**と私は思っていて、がんの末期の患者さんに対し、**生きる希望を与えたり、もう少し生きたいという気持ちにさせるのは、人間にしかできません。**

60年近く前になりますが、私の祖母の通いつけの町医者さんで、いい加減なタイプの先生がいました。どの患者さんにも聴診器を当てて、「大丈夫や、大丈夫や」と大阪弁で軽く励ますわけです。当時、私は小学生で、「ええ加減な医者やな」と内心思っていたのですが、患者さんは皆さんニコニコ笑って帰っていくのです。この年齢になるとわかるのですが、**医者には患者さんを安心させることも必要**なのです。

一方で、医者が専門分化するなかで、臓器に詳しくなり、検査や薬について詳しくなって、理屈には長《た》けていても、相手を人間として診る能力が磨かれないまま医者になるケースも少なくありません。こういう医者とは、なるべき付き合わないほうが賢明でしょう。

医療の現場では、患者さんとコミュニケーションを取る以前の問題として、「危ない医者」も存在します。私が考える**危ない医者というのは、問診や触診といった方法で患者さんの具合を直接診ることをせず、パソコンの画面に出ている検査データだけを見て、マニュアル通りに治療をする医者**です。

アメリカにも治療マニュアルがあって、医者はマニュアルに沿って治療をしていますが、日本と決定的に違うのが、アメリカのマニュアルはエビデンス（証拠、根拠）に基づいていることです。アメリカの場合、5年後の死亡率や罹患率が高いか低いかで、治療が標準化されているのです。

エビデンスに裏打ちされたマニュアルに沿って治療しないと、保険会社がお金を出してくれないこともあります。少なくともアメリカの場合、統計学的なエビデンスに基づいているだけ〝まし〟だと言えます。

ところが、日本の場合、マニュアルというのは大学教授の思いつきでつくられたりします。エビデンスの裏付けがなく、「たぶん血圧は下げておいたほうがいいよね」「コレステロール値も下げたほうがいいよね」という程度の判断をし、そこに科学的な裏付けがないケースがあります。その集大成として存在するのが『今日の治療指針』（医学書院）という虎の巻のような書籍です。いろいろな病気について、あまりエビデンスのない標準治療を並べているマニュアルです。

いまの医者は、たとえば「内科」を名乗って開業していても、開業する前は「呼吸器内科」「消化器内科」「循環器内科」といった専門分野の内科しかやっていない人がほとんどです。そのため、自分の専門外の病気で患者さんが来たら、虎の巻を見て薬を処方するのです。

私は、**虎の巻に頼りきっている医者は「危ない医者」**だと思っています。診察室にこうした虎の巻が置いてあるかどうかは、医者を見分ける一つの基準になるかもしれません。

危ない医者には、いろいろなタイプがあると思うのですが、性癖に問題のある医者もなかにはいます。患者さんから聞いた話では、精神科の診療なのに上半身の服を全部脱がせて診察を始めるといった、意味不明な医者がいるようです。

また精神科医なのに、なぜか内診台（婦人科用の検診台）があり、そこで触診を始めるといった事例もあります。告発された事例もあるのですが、なぜか日本ではそんなエロ医者でも、医師免許は剝奪《はくだつ》されません。おそらく罪にならなかったのでしょう。

パワハラ・セクハラ医師も、危ない医者です。いまは、大学からの医師派遣に対して病院が謝礼を払うというのは禁止されていますが、病院の経営者が医学部教授を接待することはあります。そのときに、教授によっては「病院でいちばんきれいな女子職員を連れて来るように」といった要求をする人もいます。

そのうえ、酒席で「俺の酒が飲めないのか」とか言って、その女子職員に一気飲みをさせたケースも聞いたことがあります。令和は昭和と違って、大学生たちでも一気飲みを強要すれば、問題になる時代です。医学部の教授がアルコールの一気飲みをさせるなど、論外です。

危ない医者のなかには、医者の優越的な地位を使って、犯罪的な行為を平気でする人もいることを、患者さんも知っておいたほうがいいと思います。女子職員の上納といった事例はテレビ業界だけではありません。医療業界にもあるのですが、なぜか大手メディアはあまり報道しません。

良医を育てるための医学部教育とは?

この章の冒頭で大学病院の問題についていくつか紹介しましたが、患者さんに寄り添える医者を育てるためには、大学医学部での教育に問題がある、と私は考えています。つまり、大学医学部での入試選考よりも、医学部の教育カリキュラムのなかに、患者さんに共感する力や基本的な倫理判断を身につける授業がないことが問題だと考えています。

医学部の学生は、医者だけでなく、研究者になる人もいれば、製薬会社に入るような人もいます。そのこと自体は悪いことではありません。すべての医学生に、患者さんへの共感力や倫理的判断が必要なわけではありません。

共感力やコミュニケーション能力、倫理判断を重視するのは入学選考ではなく、医師国家試験でやるべきだ、と私は考えています。国家試験のなかで共感力やコミュニケーション能力、つまり患者さんへの説明能力や倫理的判断を問う試験が実施されればいいのです。各大学の医学部にとって、国家試験の合格率は非常に重要なものですから、それをカリキュラムのなかで教えざるを得なくなるからです。

かりに医学部入試の段階で、共感力や倫理判断について学生に問う面接を採用すると、大きく二つの問題が発生します。一つは、現状の医学部の入試では、面接官である大学教授の先生方のほうにこそ考えに偏《かたよ》りある人が多い気がする点です。もう一つは、大学入試の時点では、受験生たちはまだ発展途上で、大学生になってからでも共感力やコミュニケーション能力は伸ばすことができるという点です。

現状の医学部入試は、医学部進学のための予備校の先生たちだけが儲かるような仕組みになっています。学力よりも医学部受験のテクニックが重視されているからです。この状況が、医学部進学の予備校に通う機会を得られない地方在住の子どもたちや、経済的に余裕のない家庭の子どもたちのチャンスを奪っているのです。

そこに面接重視の要素まで加えてしまうと、地方在住や経済的に恵まれない子どもたちの医師になる機会を、さらに奪いかねないのではないか、と私は危惧しているのです。

アメリカの大学には、少数の例外を除くと「医学部」は存在しません。アメリカでは大学院からでないと、医学教育は受けられないのです。一般の大学を卒業後、大学院に相当するメディカル・スクールに進学して、ようやく医師になる教育が受けられます。アメリアでは、**人として豊かな経験を積んで医学以外の幅広い知見を持った人材が医師になるべき**、という考えがあるからです。

それに対して日本では、18歳前後の若者が、理系科目が得意だという理由だけで、ついつい医学部を選んでしまう傾向があります。私がアメリカ留学をした際にお世話になった先生はアメリカの精神医学の世界ではトップレベルの方でしたが、大学では演劇学を勉強していました。

演劇を学んだ人がメディカル・スクールの先生だった実例が身近に存在したこともあって、大人になっていろいろな経験を積んでから医者になる道を選んでもいいのではないかと、私は思うようになったのです。精神科だったためか、留学中も私の身近にはいろいろな仕事を経験してからメディカル・スクールに入ってきた人がけっこう多くいました。

そういう人たちを見ていると、**アメリカ型のメディカル・スクールのような仕組みが、いまの日本の医学教育に、せめて半分くらいはあってもいい**ような気がします。

医者は「栄養」と「心の健康」についてもっと学ぶべき

私は精神科医ですが、日本の場合、精神科は「敷居が高い」「薬を多く飲ませる医者が多い」「カウンセリングの教育を受けていないし、カウンセリング・マインドを持っていない医者が多く、人の話を共感して聴かない」といった声をよく耳にします。これらの問題を解決するには、これからは総合診療医が「心の問題」も扱っていくべきだ、と私は考えています。

また、日本の医学教育で欠けているのが、栄養学だと感じています。高齢者を診る医者の立場からすると、ＱＯＬの向上とフレイル（加齢による心身の衰え）の予防などが大切になります。長寿時代には、実は医学、薬学以上に栄養学が大事だと考えています。

私は、**元気で長生きするには「栄養」と「心の健康」が最重要**だと考えています。いわゆる検査データよりも、栄養状態がよくて、心が健康ならば長生きできることは、経験上わかっています。

ところが日本では、総合診療や予防医療を学ぶうえで、栄養学が軽視され過ぎているのです。欧米の栄養学の場合、摂取過剰による害が問題になることが多いのですが、私の印象では、日本の高齢者は低栄養が問題になっている気がします。栄養が足りないと、どういうことが起こるのかという知識は、実はとても大事なことです。

「痩せればいい」とか、「脂肪は敵だ」というような発想ではなく、**栄養は「余っても確かに悪いけれど、足りないと命にかかわってくる」ことを、もっと知るべき**だと思います。

以前対談させていただいた、沖縄県の群星《むりぶし》沖縄臨床研修センター長である徳田安春《とくだやすはる》医師は、

「私たちが経験する症例でも、さまざまな栄養障害の方がいらっしゃいます。ビタミン欠乏症、微量元素欠乏症は珍しくないケースになっています。たとえば、ビタミンC欠乏による壊血病《かいけつびょう》などは、日常診療でよく見られます。タンパク質や脂質など、さまざまな栄養素の欠乏がどういう病態を招くのかということを日常的に経験している」

と、指摘されていました。

また、在宅診療の際に「私は患者さんやご家族に事前に了解をいただいて、冷蔵庫のなかを見せていただきます。どのような食材があるか、どういう栄養を摂っているかといった、診察室ではなかなか得られない貴重な情報が得られるわけです。また、部屋に飾られた若いころの写真を眺めると、その患者さんのライフヒストリーや、何を大切にされているかが一目でわかります」（徳田医師）と、話しておられました。

在宅診療では、ただお宅を訪問して採血し、血圧を測って薬を処方するだけでなく、患者さんのさまざまな背景を知るための「情報収集」がいかに大切かを示すエピソードです。

日本の医学教育には課題がまだまだ多く存在しますが、患者さんの立場に立ったトレー

ニングができるようになれば、良医や名医と言われる医者は生まれてくると思います。

患者さんの多くは、医者という存在に対して過度な評価をしているかもしれませんが、これまで述べてきたように、危ない医者もいれば、患者さんの立場に立ってくれる医者もいます。患者さんの側がその違いを理解し、**積極的に情報を入手して自分に合う医者を選んでいく時代**になっていると思うのです。

本来であれば、患者さんが患者目線で医者を評価する医者版の「食べログ」のようなものがあるといいのですが――。少なくとも「総合診療医」や「在宅診療医」といった、高齢化が進んだ社会で需要が高まるにもかかわらず、評価されにくい医者に対しては、患者さん目線の評価がますます必要となってくるでしょう。

第二章のポイント

□自分で積極的に情報を収集し、自分に合った医者・病院選びをしよう。
□大学病院は「医者の卵たち」の練習・研鑽の場。受診するなら、将来の名医たちの実験台になる覚悟が必要。
□専門医は高齢者ばかりを診ているわけではない。高齢者医療の基本がわかっていない人が多い。
□「かかりつけ医」を見つけるなら、地域の医療を支えているような「町医者」がおすすめ。
□高齢者の医療には「総合診療医」が望ましいが、数が不足している。日本の医者はどんな診療科でも名乗れるので、総合診療医の〝ふり〟をしている医者は意外と多い。
□「在宅診療医」もかかりつけ医の選択肢の一つだが、〝なんちゃって在宅診療医〟が多いので要注意。
□いまの日本には、患者さんの人生そのものに関心を持つ医者が少ない。患者さんに寄り添える医者を見つけることが重要。

□問診や触診などで患者さんの具合を直接診ることなく、パソコンの検査データだけを見て、『今日の治療指針』などのマニュアル通りに治療をする医者は「危ない医者」。
□医学以外の仕事や勉強をしてきた医者は、幅広い知見を持った人が多い。
□健康長寿に必要不可欠なのが「栄養」と「心の健康」。薬よりも日ごろの食生活に関心を持ってくれ、ささいな心配事に相談に乗ってくれる医者を選ぼう。

第三章　患者の壁③

「薬」という壁

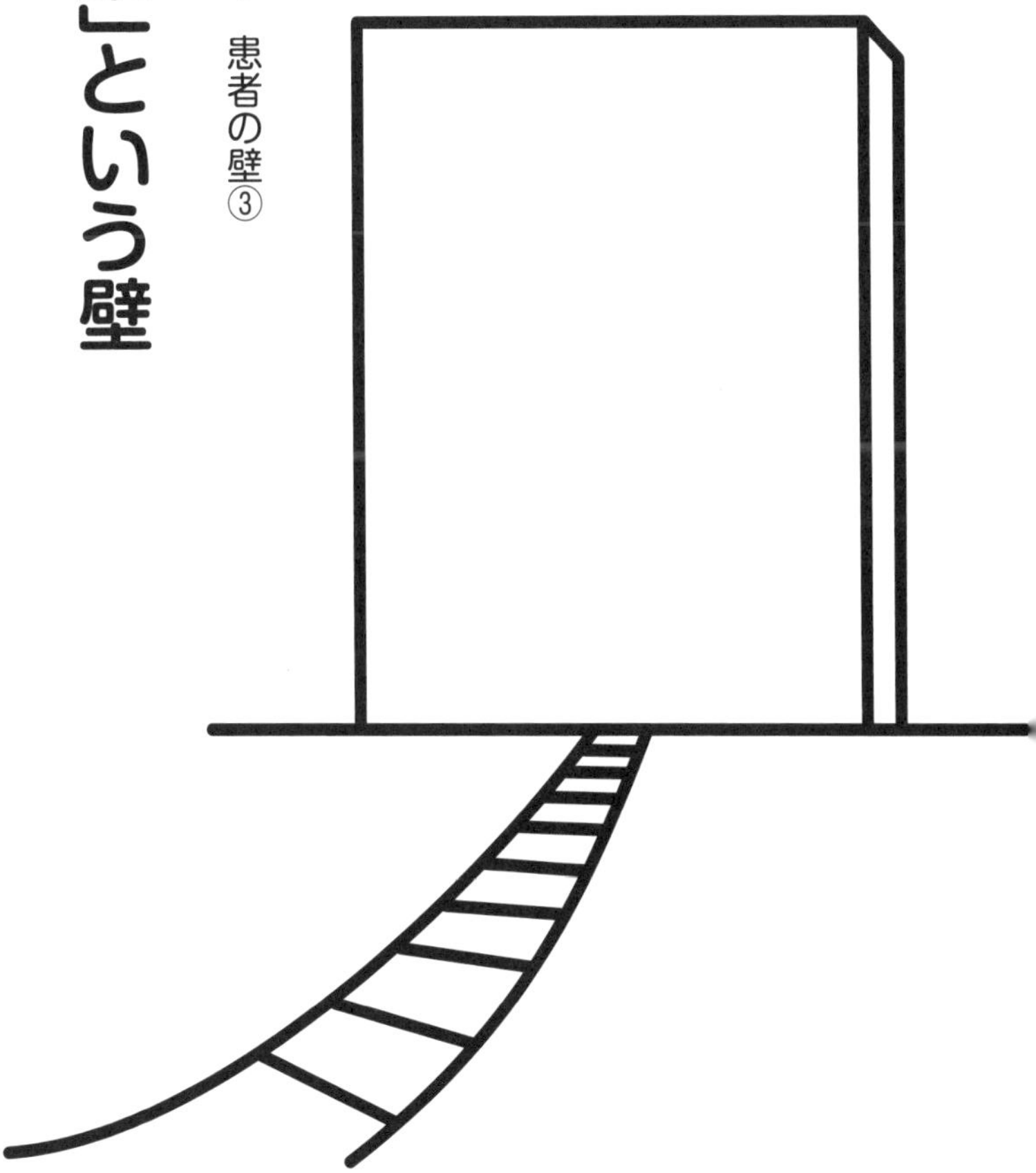

「風邪薬」と「高血圧・高血糖を抑える薬」とは違う

私は、**医療は基本的に「人を楽にするため」**にあり、**医者の仕事も「患者さんの苦痛を取り除き、楽にしてあげるため」にある**と考えています。痛みがあるときには、痛みを取れば楽になります。体がだるいときに、だるさを取れば楽になります。

そういう意味では、**薬も「患者さんを楽にするため」にある**のですが、必ずしも現状では苦痛を取り除くためだけに処方されているとは限りません。健康診断における「基準値至上主義」——検査数値を異常値から基準値内に収めるための薬は、将来の病気の予防のため、つまり、これからの苦痛を避けるために飲んでいるはずです。

たとえば、血圧を基準値に保つ薬は、動脈硬化を遠ざけ、血管が切れたり詰まったりするのを防いでくれることを期待して飲みつづけます。でも**薬を飲んだからといって、脳卒中や心筋梗塞を100％防げるという保証はありません。**むしろ副作用で体に苦痛が出る、頭がぼんやりする＝楽でなくなるかもしれないのです。

なぜなら、日本人を対象に血圧を下げる薬を飲んだ人たち、薬を飲まなかった人たち双方を長期間追跡して、死亡率や心筋梗塞のなりやすさなどを比較した大規模調査のデータを、私はほとんど見たことがないからです。

欧米では、ほとんどの国で心疾患が死因の1位ですが、日本ではがんが死因のトップです。外国人と日本人とでは、体格も食べるものも違います。にもかかわらず、日本人を対象にした大規模臨床試験はほとんど行なわれず、**海外のデータを日本人に当てはめて、科学的根拠に基づくことなく基準値が決められています。**

また欧米のデータを見ると、薬で検査の数値を下げた人たちは、何もしない人たちよりも早死にしやすいという結果が出ている例もあります。血圧を無理に下げると、特に高齢者の場合、せん妄（一時的な精神錯乱）などの意識障害の原因になったり、ふらついて転倒し骨折を招いたりする危険があります。骨折は寝たきりの原因にもなります。

低血糖も長く続くと、脳に重大なダメージを及ぼしますし、短い時間の低血糖でも失禁や意識障害の原因になります。基準値を守ろうとして、逆に命を縮めてしまうリスクはかなりあるのです。

にもかかわらず、**日本では基準値がほんとうに妥当な数値なのかを確認する追跡調査も**

行なわれていません。そうであるならば、多少血圧が高くても、特につらい自覚症状がなく、薬で血圧を下げるとだるくなってしまうようであれば、**基準値を保つための薬など飲まないほうが賢明**ではないでしょうか。

薬には、効果とともに必ず毒性と副作用があります。実際、風邪をひいても風邪薬を飲まない、高熱が出ても解熱剤を飲まないという人は珍しくありません。でもどういうわけか、風邪薬や解熱剤を飲まない人が、血圧の薬はずっと飲んでいたりします。

これは薬の飲み方をよく知らないか、副作用についての考え方がずれているか、あるいはその両方だと思われます。副作用のリスクだけを考えると、風邪薬のように症状が出たときに一時的に飲む薬（頓服薬《とんぷくやく》と言います）は、副作用も一過性のものと言えます。飲まなくなったら、通常は副作用も治まります。そのうえ、風邪薬は市販薬にしても処方薬にしても、ひどい副作用が出ることはほとんどありません。

残念ながらどんなに安全な薬であっても、体質なのか確率的なものなのかはわかりませんが、数万人に一人ぐらいの割合で死に繋がるような重篤《じゅうとく》な副作用が出ることがあります。ただ、基本的にはあまり心配しなくていいでしょう。風邪薬のようにすぐにやめられる薬は、あまり怖がらなくても大丈夫です。熱や咳《せき》が出て苦しいときには、私は我慢しないで薬を飲んだほうがいいと考えています。

一方で、高血圧や高血糖を抑える薬はどうなのでしょうか。

確かに薬を飲んでいると数値は下がりますし、将来的に体に良い影響を与える可能性があるかもしれません。しかし、高血圧や高血糖を抑える薬は、「ふらつき」などの副作用が出ます。また、「ずっと飲まないと、数値が上がりますよ」と医者から脅《おど》されて、何十年も飲みつづけることになりやすい傾向があります。いまは副作用による体への負担をあまり感じていなくても、5年後、10年後はどうなのかを考えるべきでしょう。

どの薬も、飲みつづけて**長い年月がたったときに、どのような副作用が出てくるかについての研究は、ほとんど行なわれていません**。

年を取れば取るほど臓器は弱り、代謝も落ちて、毒素が体に溜まりやすくなります。60歳のときには何ともなかったのに、70歳になって薬害が出てくるということは十分あり得ます。10年たっても害が出ないこともあるでしょうから、一概に危険だとは言えませんが、安全と言い切ることはできないのです。

どうしても基準値に収めることを目的とした薬を飲みたいという方は「新薬」よりも、**多くの患者さんに長く服薬されて、大きな健康被害が報告されていない「旧薬」を飲まれたほうがいい**と思います。

製薬会社と医局の「怪しい関係」

アメリカの調査ですが、70代までは薬で血圧を下げると死亡率が下がるが、80歳以降は、降圧剤を飲んでいる群と飲んでいない群とで、まったく差がないという調査があります。年を取るほど副作用による害が大きくなるからでしょう。もちろん、これについても日本のデータはありません。

長期的に服用する薬は、副作用の害も長期にわたって体を痛めつけるということを忘れないでください。お年寄りに話を聞くと、薬を何十種類と飲んでいる人はざらにいます。日本人が薬漬けになっている理由の一つは、大学病院の医局が薬を増やす研究をしているからです。医局とは、大学病院のすべての診療科にある、研究室や医者のグループのことです。教授を頂点とするピラミッド型の組織を想像していただくと、実態に近いでしょう。

その医局が、なぜ薬を増やす研究をするのでしょうか。

理由は、製薬会社から医局にお金が回ってくるからです。要するに、「お金のため」。製薬会社からのお金は、「研究費」という名目で支払われます。教授や秘書、医局秘書、あるいは研究室のお手伝いをする研究助手にも、研究費から給料が支払われています。つまり、医局の運営は、製薬会社からもらうお金で賄われているのです。

そのため医局は、製薬会社の意向に沿うように、日夜薬を増やす研究や、売れる薬をつくる研究をしつづけています。一方で、文部科学省や厚生労働省から援助してもらえる「研究予算」はあまりに少なく、スタッフなどの人件費の面でとても医局を維持できないため、製薬会社に頼らざるを得ないという気の毒な側面もあります。

医学部と製薬会社の癒着は、国境を越えています。

アメリカには非営利の消費者組織が発行する『コンシューマー・レポーツ』という大きな影響力を持つ雑誌があります。この雑誌で叩かれた薬を使って副作用が起きたら、アメリカでは間違いなく訴えられることになります。

そのためか、欧米の製薬会社が欧米で売れなくなった〝わけあり〟な薬を、日本に売りつけた事例もあります。日本の多くの医師は接待に弱い。そのうえ、実は信じられないほど、最新の医療情報（海外の医学論文など）に疎《うと》いのです。大学教授になると地位にあぐらをかいて、勉強しなくなる人が多いからでしょう。医学知識が10～20年前のまま更新されていないことは、よくあります。

医学部と製薬会社のズブズブの関係から新しい薬がどんどん生まれ、それを売りさばくために「基準値」がつくられ、基準値は数値的に厳しい方向に操作されていると言えます。

高齢者に薬が何十種類も出されるような、多剤併用、いわゆる**「薬漬け医療」が蔓延《まんえん》するのは、金儲け以上に医学教育の「専門分化主義」にも問題がある**、と私は考えています。

薬を使えば使うほど接待や研究費が増える医局と違って、一般の医者の場合は、薬は病院で調剤せず、調剤薬局で調剤する「医薬分業」になりました。そのため、薬を多く出しても、収入は増えなくなったのですが、薬は減りませんでした。

なぜ、薬は減らないのでしょうか。

たとえば、高齢者の多くは、高血圧で血糖値も高く、そのうえ骨粗しょう症も始まっているというふうに、一人でいくつもの生活習慣病（実は老化現象）を抱えています。そうなると、循環器の専門医は、高血圧については自分の専門知識で治療ができますが、糖尿病や骨粗しょう症については専門外であっても治療に当たることになります。

こういった医者向けに「虎の巻」（『今日の治療指針』）があることは、すでに紹介しました。その本には、それぞれの病気の標準治療が紹介されていますので、どんな検査をして、どんな治療をすればいいかがまとめられています。

確かに的外れな治療にはならないかもしれませんが、その病気の標準治療としては、数種類の薬を処方するように書かれています。すると、かりに四つの病気を抱えた高齢者に標準治療を行なうと、少なくとも4種類以上の薬が処方されることになります。

一人の患者さんに多くの薬が処方されるもう一つのケースが、別々の医者に専門ごとにかかる事例です。たとえば、腰痛は○○整形外科、脂質異常は○○病院、不眠症は○○クリニック……といったように臓器別に専門医通いをすると、自ずと処方される薬は増えていきます。

このケースは、かかりつけ医を見つけることで解決できますが、総合診療医のような、いつでも、誰でも、どんな病気でも診ることができる医者が不足していることが、解決を難しくしています。

天寿を全うしたければ、むやみに薬を欲しがらない

高齢になれば、病気の数が増えていくと同時に、飲む薬の種類も増えていきます。75歳以上で薬を服用している人では、1ヵ月に一つの薬局で7種類以上の薬を受け取っている割合が26％にものぼります。

薬が増えることを「多剤併用」（ポリファーマシー）と言いますが、これは複数の薬剤を服用することで、健康上の問題を引き起こす状態でもあります。

多剤併用の問題としては、次のような点が挙げられます。

・薬物有害事象、副作用の発生頻度が高まる
・転倒リスクが増加する
・服用のタイミングや服用法がわからなくなり、服薬遵守が低下する
・飲み忘れ、飲み残しによる残薬問題が起きる
・医療費の無駄遣いになる

「薬物有害事象」とは、医薬品の服用後に起きた健康上の問題のこと。「副作用」とは、医薬品による作用のうち、本来の治療以外の作用のことです。

東京大学医学部附属病院老年病科の研究では、入院患者に6種類以上の薬が出されると、薬物有害事象の発生度が増加していると報告しています。また、ほかの調査では、ふらついたり、意識が飛んだりして転倒する事例は、服用している薬の数が増えるほど多く発生しています。

厚生労働省の発表によると、**6種類以上の服用で薬物有害事象の発生率が急激に上昇することがわかっています**（91ページの図）。さらに、5種類以上になると、転倒の発生頻度が40％を超えるとの調査データもあります。

ところが、多くの人は、高齢者が転倒しても薬物有害事象とは考えないで、本人の不注意や老化が原因だと解釈してしまいがちです。原因がどのようなものであろうと、転倒して骨折すれば、寝たきりになるリスクが高まります。また、自動車の運転中に意識が飛んだり、ぼんやりしたりすれば、重大な事故につながるかもしれません。

最近の私の関心事は、**高齢者が起こす自動車の暴走事故です。私は、事故の原因の多く**

は「意識障害」だと考えています。高齢者の暴走事故は、海外ではあまり話題になりません。なぜ日本で頻発しているのでしょうか。

それは、**日本ほど高齢者に多くの薬を処方する国はない**からだ、と私は考えています。あれだけ多種類の薬を飲んでいたら意識障害を起こしても当然で、それが運転中に起こると暴走事故になってしまうと考えています。また、「運転禁止薬」を知らずに飲んでいる例もあるようです。運転禁止薬は公表されており、その数は実に2700種類もあります。インターネットで「運転禁止薬　リスト」で検索すると出てきます。

某テレビ番組に呼ばれたときに、「高齢者の暴走事故の原因が薬物有害事象であることをもっと疑うべきだ」と私は主張したのですが、コメントはすべてカットされました。このようにテレビは、CMスポンサーである大手製薬会社に忖度してしまうメディアなのです。

高齢者に多い薬の副作用には「ふらつき・転倒」のほかにも、「もの忘れ」「うつ」「せん妄」「食欲低下」「便秘」「排尿障害」があります。うつやせん妄などの精神的な症状は、認知症に間違えられることもあります。食欲低下や便秘などの日常的な症状は、薬の飲み過ぎとは気づかないものです。

服用薬剤数と薬物有害事象の頻度

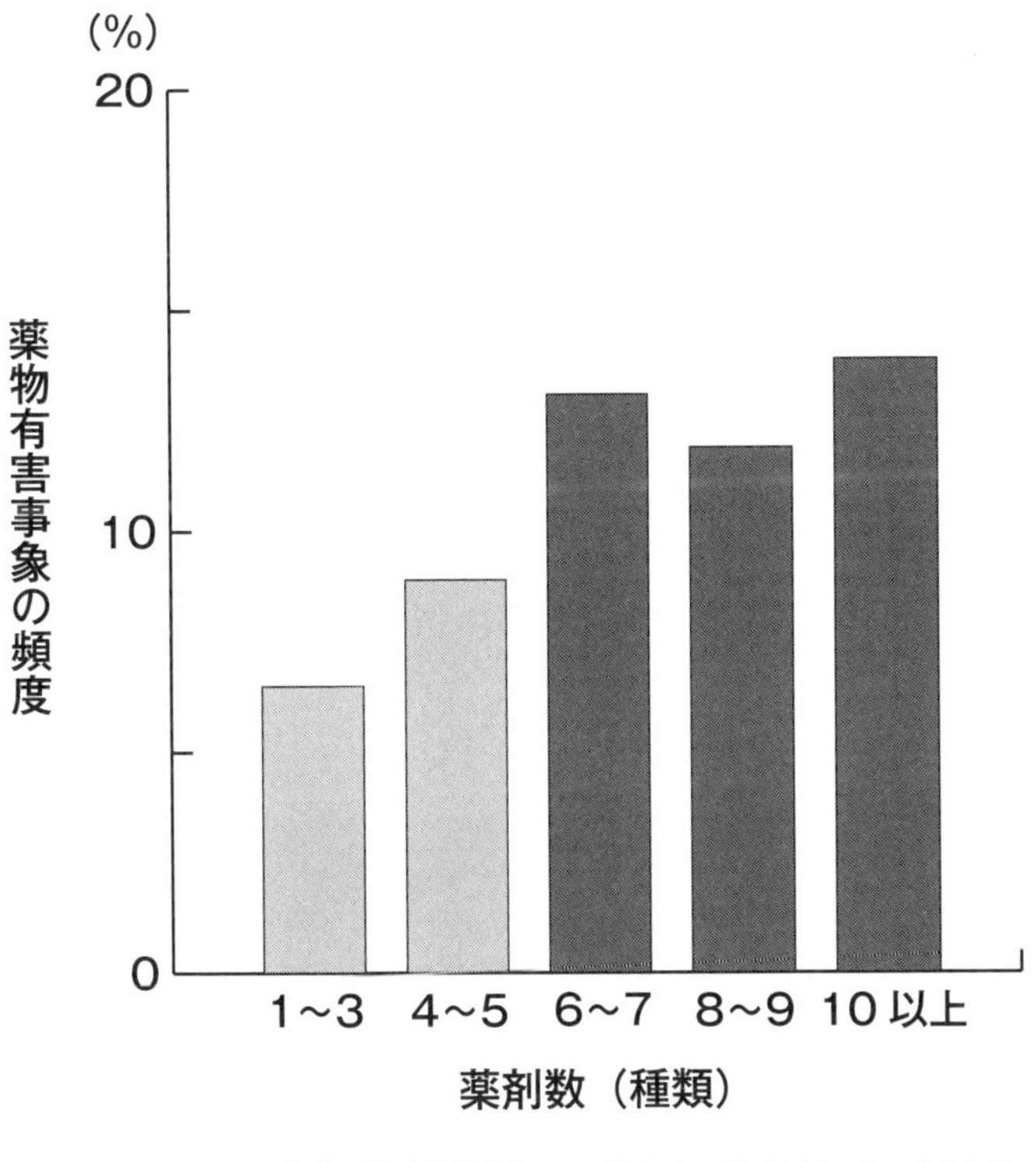

出典：『高齢者の安全な薬物療法ガイドライン 2015』
（日本老年医学会）より改変引用

なぜ若い人に比べて、高齢者に薬物有害事象や副作用がよく起こるのでしょうか。

原因としては、**高齢者は肝臓や腎臓の機能が低下しているために、薬を分解し、体の外に排出するのに時間がかかる**からだと言われています。また、飲む薬の数が増えると相互に影響し合い、どのような作用が生じるかがよくわかっていないこともあります。

こうした「薬物有害事象」や「副作用」を避けるためには、服用している薬を減らすしかありません。医者に言われるがままに薬を飲むのではなく、患者側が薬についての作用や注意点を知る必要があります。そのうえで、どうしても飲む必要のある薬もあるでしょうから、ほんとうに必要かを医者や薬剤師と相談しながら、薬の優先順位を決めるのが基本です。

よく言われるのが、次のような注意です。

- **むやみに薬を欲しがらない**
- **体の状態も薬の効き方も若いころとは違うことを知る**
- **処方された薬は「きちんと使う」「自己判断でやめない」**
- **ほかに使っている薬を必ず伝える**

しかし、現実には減薬をお願いしても、応じようとしない医者が意外にいます。患者さんを下に見て、要望を無視するような医者ならば、かかるのをやめたほうがいいでしょう。

私はユーチューブチャンネルでお悩み相談をやっていますが、そこで多い質問が「薬をやめたいが、勝手にやめていいか」というものです。皆さん悩むところなので、少し補足しておきましょう。

薬には勝手にやめて大丈夫な薬とそうでない薬があります。大丈夫な薬は老化に伴う病気（生活習慣病と呼ばれる病気）の予防・治療のために処方されている薬です。本書の「はじめに」でも述べましたが、**老化に伴う病気は現代の医療では治すことができません**。なので基本的には飲まなくてもいい薬です。飲んでいて調子がいいようであれば飲みつづけて大丈夫でしょう。もし、飲むと体調が悪くなるようであれば、飲むのはやめていいでしょう。

この章の冒頭でも述べたように、**飲んで楽にならない薬は、薬の役割を果たしていない、**と私は判断します。

一方、**やめてはいけない薬もあります。やめると命にかかわる薬です**。その代表がぜんそくの薬です。ぜんそくは発作が起こると命を落とすこともある病気で、自己判断でやめるのは危険です。このように、やめると生命の危機に直面する可能性のある薬は、医師に相談してから続けるかやめるかを決めたほうがいいでしょう。

多重受診すれば、結果として多剤併用になる

長いあいだ兵庫県尼崎市で開業されていた長尾和宏《ながおかずひろ》医師は、以前お話を聞いたときに「病院好きな人は紹介状を書いてもらい、あちこちの病院にかかります。多重受診をすれば、結果として多重投薬（多剤併用）になってしまいます」と、患者側の認識不足を指摘されていました。

一方で、「医者が処方しないと、患者さんは『あの医者は何もしてくれない』と考えます。そこで重要になってくるのが、医者側のコミュニケーション力です。お医者さんはコミュニケーション力のトレーニングを受けていない人がほとんどなので、今後（医者にはコミュニケーション力が）必要になるでしょうね」（長尾医師）と、医者側の能力不足に言及されていました。

日本の多剤併用の問題については、今後議論が待たれます。意外に知られていない事実

ですが、日本の男性の平均寿命はスイスに抜かれています（「世界保健統計」２０２３年版）。欧米先進諸国と日本の平均寿命は、だいたい2歳ぐらいしか違いません。日本と比べると、欧米の医者は高齢者にあまり薬を出しません。投薬量と平均寿命の関係性について、もっと議論すべきではないでしょうか。

薬をたくさん飲んでも長生きにはつながらないことを、患者さんはもっと知る必要があります。

しかも日本の場合、女性は男性と比べると、薬漬けという意味ではまだ〝まし〟です。１９７０年ごろから企業での集団検診が始まりましたので、80歳以上の男性は50年以上、薬とお付き合いしている場合があります。いまの80歳以上の人は、女性は専業主婦やパートタイマーの方が多かったので、健康診断を頻繁には受けていません。

にもかかわらず、女性のほうが長生きで、平均年齢の差はかえって開いています。それに医療費の構造上、日本ではどうしても過剰投薬、過剰検査になってしまいます。

薬も検査もすべて不要とは言いませんが、**日本の場合は欧米諸国と比べて明らかに健康診断・検査も、投薬も過剰**です。こうした事実を、国民にもっと伝えていく必要があると私は感じています。

ここまで見てきたように、**日本人の薬漬けは、医者側の「臓器別専門医療」と「基準値至上主義」の問題と切っても切れない関係にあります。**つまり、大学病院で医者を教育する立場の人のほとんどが、特定の臓器の専門家。そしてほとんどの病院は、患者さんの検査値を基準値に収めることで経営が成り立っています。

病院が潰れることを恐れているのかもしれませんが、病院に過剰依存している社会のほうが問題です。皮肉なことに、お金がなくて病院に行けなくなった途端に、元気になる人もいるわけです。

待合室にいる人が元気のない病院は、薬も検査も過剰なのだと思います。逆に元気な病院は、あまり薬も出さないし、医者も患者さんの話をよく聞いて、「あなたは大丈夫だから」と励まして、ケラケラ笑っているような病院なのです。

プラセボ効果で病気がよくなる人もいる

皆さんもご存じの通り、日本人の死因のトップは「がん」です。私たちは50歳以降、急激にがんになりやすくなります。**60歳を過ぎたら、これからの人生でがん検診やがん治療を受けるのか受けないのか、元気なうちに決めておいたほうがいい**でしょう。

たとえば、胃がんを放置して治療を一切しないのと、受けられるだけ治療を受けるのとではどちらが長生きするでしょうか――。ほんとうのところはわからない、と私は思っています。どの部位のがんについても、日本では放置グループと治療グループを長期間追跡した大規模な比較調査が、ほとんど行なわれていないからです。ただし、高齢者を数多く見てきた私が一つ言えることは、**少なくともお年寄りに関しては、がん検診・がん治療を受けない選択をした人のほうが心身はずっと「楽」**だということです。

代表的ながん治療が、健康保険適用の3大療法――「手術（外科治療）」「化学療法（抗がん剤治療）」「放射線治療」です。

「手術」は、がんやがんのある臓器を取り除く治療です。特に、大きな手術をすると体力が確実に落ちて、何らかの不調が生じてしまうのが現実です。

「化学療法」は、細胞の増殖を防ぐ抗がん剤を用いた治療法で、転移のある場合や転移の可能性がある場合、がんが手術できない大きさのときに用いられます。抗がん剤は、細胞の分裂や増殖を抑えることで、がんを小さくしたり、なくしたりするもの。そのため、正常な細胞も攻撃してしまうために副作用が多く出てしまいます。抗がん剤による副作用の程度や症状は、抗がん剤の種類によっても違いますし、個人差もあります。副作用のなかで、自覚症状として現れやすいのが、吐き気や脱毛です。ほかにも、口内炎や手のしびれ、味覚障害なども起こる可能性があります。

「放射線治療」は、X線、電子線、ガンマ線、粒子線といった放射線を、がんの病巣部分に照射して、がん細胞を消滅させたり、小さくしたりします。放射線治療は、患者さんへの負担がまだ〝まし〟なほうかもしれません。2024年6月1日より、重粒子線治療も公的医療保険適用となりました。

ある程度の苦痛を我慢してでも長生きをしたいという人もいれば、長生きできなくてもできるだけ楽な方法で最期を迎えたいという人もいるはずです。

ほかにも、健康保険適用外の自由診療として、未承認の抗がん剤を使用した治療から「温熱療法」「免疫療法」「漢方」「ビタミンC療法」まで、さまざまなものがあります。

自由診療では、治療費が全額自己負担になるため、費用対効果が気になるところです。

日本も遅ればせながら、エビデンスを重視しようとする傾向があります。ただ、まだ大規模調査が行なわれるほどではありません。いちおう「エビデンスがないと駄目だよね」という程度です。このエビデンス重視の怖いところは、個人差を認めていない点です。体質や遺伝子は一人ひとり違うのに、みんな同じだという前提で治療していきます。特に、がん治療は個人差が大きい。だから、民間療法であっても、害がなさそうなものから試してみる患者さんがいます。個人差が大きいので、試してみないと効くか効かないかがわからないからです。ほとんどの民間療法は、エビデンスがありません。

ただ、効果があると信じることで、プラセボ効果（実際には有効成分が入っていないのに、体が反応して出る効果）によって、よくなる人もいるのです。大学病院の教授で、動物実験ばかりしていた研究医が臨床をしても、患者さんは「偉い先生に診てもらったから」というだけで、よくなる人もいます。こうしたプラセボ効果は、全体の35％はあるとされています。

がん闘病で免疫力を重視した森永卓郎さん

2025年1月に、経済アナリストの森永卓郎《もりながたくろう》さんが亡くなられました。亡くなる半年ほど前に、森永さんと対談する機会がありました。森永さんは、当初すい蔵がんと診断されており、余命は4ヵ月。森永さんはサードオピニオンまで取ったのですが、いずれもすい蔵がんという診断だったと言います。それが血液パネル検査（血液からDNAを取り出し「がん関連遺伝子」に変化があるかどうかを調べる検査）で「すい蔵がんではない」との診断になり、結局「原発（がんの発症元）不明がん」という診断に変わりました。原発が不明のため、手術もできず、放射線治療もできず、適用できる抗がん剤もほとんどなかったと言います。

森永さんは、ご自身の治療法について次のようにおっしゃっていました。

「受けている治療は、二つあります。一つは原発不明がんの場合、保険適用で『オプジーボ』（がん免疫治療薬）が使えるのです。これは私の場合、副作用がまったくありませんでした。もう一つが、『血液免疫療法』です。これは自分の血液を採取して免疫細胞を培養し、自分の体に戻す治療法です。どちらも免疫力を上げる治療法です」

森永さんは、治療の選択に関しては正解だったと思います。なにしろ、治療を受けながらも、本の執筆、メディアへの出演など、驚異的な活躍をされたのですから。残りの人生を充実させて活動していくためには、免疫力を上げることがいちばん大事だと、私も思います。治療で選択した「オプジーボ」は副作用が出る方が少なくないので、出なかったのは幸運でした。「血液免疫療法」はどの程度効果があるのかはわかりませんが、少なくともＮＫ（ナチュラルキラー細胞＝自然免疫の主要因子として働くリンパ球）を増やして体に戻せるのはいい考え方だと思います。

森永さんは、「人生でやり残したことを全部やっちゃえ」と考えて猛烈に活動し、徹夜をすることもあったと言います。「徹夜は体に悪い」と言われますが、私は極限状態では免疫力が上がる可能性は高いと思っています。**やりたいことをやっているぶんには、無理をするのは悪いことではない**のです。

いちばんまずいのは、「することがなくなってしまうこと」です。することがなくなると、ガクッと免疫力が落ちます。「もうやり残したことはない」と思った途端、多くの人はガタガタと衰えていきます。

高齢のがん患者さんは、体に負担をかける治療をするよりも、何でもいいので自分でやりたいことを見つけて、取り組んだほうがいいと思います。

あとは日常生活が充実し、人としゃべる機会があり、気の張りみたいなものがあれば、免疫力は上がっていくと思います。ただ、気を張りすぎると、今度は交感神経ばかりが高まってしまいます。

森永さんはそこで、大好きなタバコを吸って副交感神経とのバランスを取っていたという点も、末期がんの患者さんとしてはよい暮らし方だったのだと思います。

喫煙が原因で発症しやすいと言われている病気に、がんと肺気腫《はいきしゅ》があります。タバコが体に悪いと決めてかかる人たちは、タバコのマイナス面しか見ません。

私の知り合いのおじいさんは、82歳のときに肺がんが見つかり「もう手遅れだ」と告知されました。1日50本もタバコを吸うヘビースモーカーでしたが、がんが見つかったので、医者にタバコをやめさせられました。すると、やめた途端にうつになって食欲も落ち、ますますがんの症状は悪化したのです。

おじいさんは開き直り、「タバコはがんを悪くする原因かどうかわからない」と言って、タバコを吸いだしました。すると急に元気を取り戻し、食欲が戻って生きることに積極的になったのです。おじいさんは、それからなんと10年も生きたのです。死因はがんではなく、くも膜下出血でした。

免疫力を上げて、変な薬を飲まされたり打たれたりしなければ、多くの高齢者のがんはそれほど悪くはならないものです。**「長い」「短い」の差だけで、すべての人はいつか死ぬのです。**日本では、多くの人は自分が死ぬことを忘れてしまい、がんが見つかるとジタバタしてしまうのでしょう。

日本のがん治療は「延命優先」で「QOL軽視」

日本のがん治療は「延命優先」で、残りの人生をいかに充実させるかは二の次になっているような気がします。

私はがんになったら、治療を原則受けないつもりです。でも、万が一受けるとしたら、がん治療でだるくなるとか、元気がなくなるとか、食欲が落ちるとか、そういうことがないことを最初に確認すると思います。**どうせ死ぬのだから、人生の最期の邪魔になるような治療は受けたくありません。**QOLが保障されるのであれば、その治療は受けてもいいかなと思います。おそらく医者は、「この治療がうまくいけば、このくらいの延命ができます」とか、「こういう機序（メカニズム）で、あなたのがんを叩けます」とか、そういう話はするでしょうが、**治療後のだるさやQOLまで説明する医者は少ない**と思います。

日本人の二人に一人は、がんになると言われています。男性で生涯にがんになる確率は62~66%、女性で46~51%。がんの罹患率は年齢とともに増加し、50代から高くなり、60代以降は男性が女性よりも顕著に高くなります。

すでに紹介しましたが、私が勤めていた浴風会病院で調べたところ、**90歳や100歳で亡くなった方のすべてのご遺体から、がん細胞が見つかりました。**85歳を過ぎて、体じゅうどこにもがんのない人はほとんどいないことを、この目で確かめたのです。

これらの高齢者のがんのほとんどは生前見落とされていて、しかも、がんが死因でない人のほうが多かったのです。つまり、**本人はがんを抱えていることに気づかないまま、穏やかに天寿を全うされた**わけです。

ここまで読み進めてくると、がん検診を受けてがんを見つけること自体を、やめたいと考える人もいるでしょう。がんに限らず、人生の後半になって病気とどう付き合うのか、どういう死に方をしたいのか——元気なうちに自分で決めておくことが大切なのです。そして、このことは、できれば家族や親しい友人と共有しておきましょう。

高齢になればなるほどがん患者が増えるのは、加齢が最大の原因です。**年を取れば、老化の一環として発症するのががん**なのです。また、**骨粗しょう症も、高コレステロール血症も、高血糖も、高血圧も、老化が影響**しています。

ところがそれを老化ではなく「生活習慣が悪い」とすり替えたことで、「塩分の摂りすぎで血圧が高いから、脳出血を起こす」「過食で血糖値が高いから、脳梗塞になる」「肉の食べすぎでコレステロール値が高いから、心筋梗塞になる」「運動不足で骨密度が低いから、骨粗しょう症で骨折する」という具合に、恐怖心や不安感をあおり、生活習慣を変えれば老化が起こらないかのような幻想を患者さんに与えています。

医療の世界では、単なる老化現象を病気にして、薬や手術の対象とする大がかりなシステムがつくりあげられています。製薬会社と厚生労働省が一丸となって、血圧を下げ、血糖値を下げ、コレステロール値を下げ、異常値だった検査値を基準値に収めれば、老化現象は防げるという幻想を撒《ま》き散らしてきました。

しかも、医者たちがそれに従順に従って、異常値がある人には薬を処方するという悪循環が生まれています。その結果、多くの高齢者が薬漬けになっているのです。患者さんが賢くなって変わらなければ、このシステムは変わりません。

第三章のポイント

□医療は基本的に「人を楽にするため」にあり、医者の仕事も「患者さんの苦痛を取り除き、楽にしてあげるため」にある。薬も「患者さんを楽にするため」のもの。

□風邪薬のように症状が出たときに一時的に飲む頓服薬は、副作用も一時的で、ひどい副作用が出ることはほとんどない。症状が出たときには、我慢しないで飲んでよい。

□「生活習慣病」の多くは老化が原因。老化を治すことはできないため、根治薬は存在しない。生活習慣病の薬で、飲んで苦痛やだるさを招くようであれば飲まなくていい。

□「多剤併用」は健康を害する原因になる。患者さんも医者に薬を出してくれるよう、むやみに頼まない。むやみに薬を出さない医者のほうが、患者さんのことを考えている。

□日本と比較して、欧米の医者は高齢者に薬をあまり出さない。患者さんは薬をたくさん飲んでも、長生きできるわけではない。

□高齢者の暴走事故は、海外ではあまりない。多剤併用による意識障害が原因ではないか。

□検査データの異常値を薬で基準値に収めれば、老化現象は防げるというのは幻想。薬の服用には、年齢差や個人差があることを知っておく。

第四章　患者の壁④

「節制」という壁

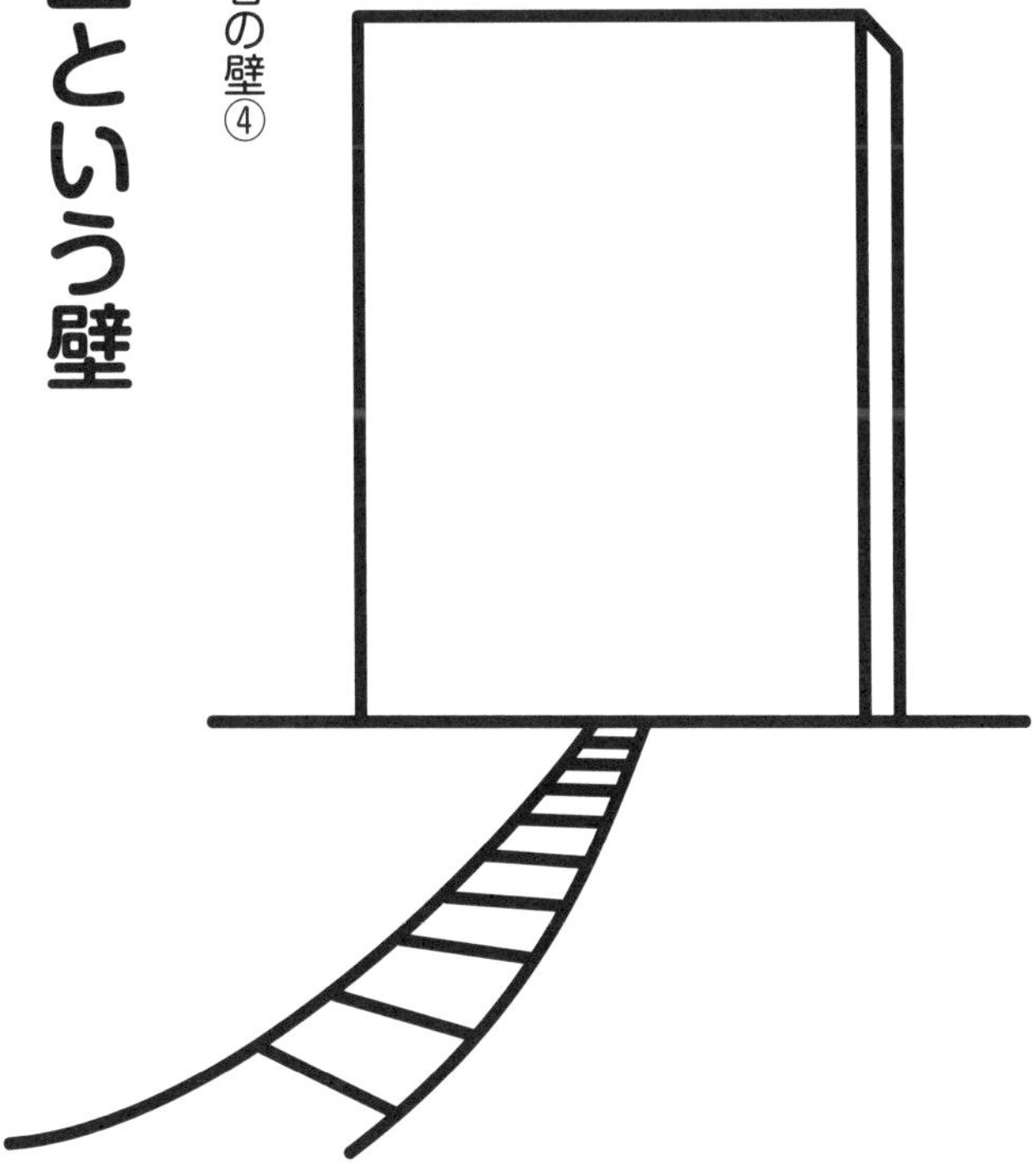

60歳を過ぎても、お酒はストレス解消に最適

60歳を過ぎると、多くの人が生活習慣病を気にし、節制を心がけるようになります。もちろん、若いころのように体は無理が利きませんから、酒量を減らしたり、禁煙したりといった形で健康に気を遣うことを否定はしません。ただ、**過度な節制は、人生の楽しみや充実感を損なう**可能性があります。

節制を意識しすぎると常に我慢を強いられる状態となり、精神的なストレスが蓄積されていきます。だから私は60歳以降、健康のためにお酒を過剰に制限する必要はないと考えています。

お酒を飲んだ翌朝、二日酔いでない程度の飲酒であれば、お酒は気分転換にもなりますし、家族や友人との交流の機会にもなります。なので、それほど心配する必要はないと思います。ただ、翌日にアルコールが残っていると感じるのであれば、酒量が適量を超えているので減らしたほうが健康のためにはよいでしょう。

二日酔いは、アルコールが分解されてできた「アセトアルデヒド」という物質が、肝臓

で処理しきれないために起こるものです。アルコールは肝臓で代謝されますが、肝臓に入ると酵素の働きでアセトアルデヒドに分解され、さらに、「アセテート（酢酸）」に分解されます。アセテートは血流に乗って全身をめぐり、筋肉や脂肪組織で水と二酸化炭素に分解されます。最終的には、尿や息、汗として、体の外に排出されるのです。翌日、酒臭いと言われるようであれば、飲みすぎということです。

アセトアルデヒドには、吐き気や頭痛などを引き起こす働きがあります。これは、二日酔い特有の症状で、若いころに誰もが経験したことでしょう。飲んだ量と酔いの状態には、個人差があります。さすがに高齢者ともなれば、自分に適した酒量は、だいたいわかっているはずです。

60歳まで生きてきて、アルコールで体を壊していなければ、お酒を嗜《たしな》むことは体質的には問題ないと考えられます。なので、ほどほどに、お酒を楽しみながら飲むことをおすすめします。お酒を過剰に節制してストレスを溜めることこそ、害があると思います。

お酒を楽しむときには、一人で飲むのではなく、誰かを誘って一緒に飲むか、馴染みのお店で会話を楽しみながら飲んでください。**一人で飲んでいると、いつの間にか酒量が増えてしまい、アルコール依存症になる可能性があるから**です。

私は、誰かと一緒にワインを飲むのが大好きなのですが、友人たちとワイワイ会話をしながら飲めば、それほど酒量も増えませんし、ストレス解消にも最適です。ちなみに私は好きが高じて、2013年度に日本ソムリエ協会から「名誉ソムリエ」を授与されました。

また、心血管疾患のリスク軽減という意味では、**適量のアルコール（特に赤ワイン）はポリフェノールや抗酸化物質を含み、心血管系の健康を維持するために有効**とされています。アメリカ心臓協会の研究では、1日グラス1杯程度のワインを飲むことで、心筋梗塞や脳卒中などのリスクが、最大50％低下する可能性を示唆する結果が報告されています。

一方でお酒には、飲み過ぎて肝臓に負担をかけてしまうマイナス面もあります。アルコールは依存性薬物のため、習慣的に飲酒を続けると耐性ができて飲酒量が増えていくからです。この問題については、休肝日を設けてアルコール摂取が習慣にならないようにコントロールすることで、解決が期待できます。とはいえ、休肝日が1週間に1～2日程度であれば、さほど効果は期待できません。肝臓を休めたいのであれば、1週間くらい続けてお酒を飲まないようにしないと意味がないとされています。

アルコールを絶ったからということで、休肝日の翌日に大量にお酒を飲む人もいますが、飲酒量は総量として考えなければいけません。毎日少しずつ飲むのであれば、総量としての酒量もさほど増えないでしょうから、肝臓にとってはそちらのほうがよいのです。

無理な禁煙はストレスを増大させる

適度な制限は健康によい影響を与えますが、一方で行き過ぎた節制は逆効果になりかねません。たとえば、ダイエットで食事制限などの節制を続けて目標を達成しても、達成後に「何のために頑張っていたのか」と虚無感に襲われ、タガが外れてドカ食いをしてしまう話はよく耳にします。

楽しみを犠牲にしすぎた生活では達成感を得ることができず、節制が持続を不可能にしてしまいがちです。ある程度の自由さと、人生を楽しむ要素を取り入れなければ、何ごとも長続きしません。つまり、**ストレスを溜めるほうが、体には悪い**のです。

お酒やタバコは、一般的に「嗜好品」と呼ばれ、栄養摂取が目的ではなく、楽しみや趣味のために摂取されています。コーヒーやお茶も嗜好品とされていますが、いずれも依存性があるので、「好きで摂取しているのではなく、やめられないだけ」という解釈から「嗜癖《しへき》」と呼ばれています。また、お酒やタバコは一般的に健康に悪いとされています。しかし、高齢者に関しては一概に悪いとばかりは言えないと思います。特に、**適度な飲酒や喫煙がQOL（生活の質）を向上させる**ことは、お酒やタバコが好きな人ならば、誰もが体験的に知っていることでしょう。

タバコについては、その害が喧伝《けんでん》されていますが、私は60歳を過ぎれば、禁煙してストレスを溜めるよりもタバコとうまく付き合ったほうがよいと考えています。あくまで私の仮説ですが、タバコの害はタールやニコチンではなく、不完全燃焼の煙を吸うことが影響しているのではないか、と考えています。

たしかに統計的に見ると、疫学調査ではタバコを吸う人のほうが短命です。厚生労働省の推計では、喫煙者の平均寿命は、非喫煙者よりも3・5年短くなっています。でも、この**3・5年の差を大きな差と取るか、誤差と感じるかは個人の考え方次第**です。

80歳まで長生きする人の寿命が、76・5歳になったとしても、自分の残りの人生を好きなように、楽しく生きられたらいいと考える人もいます。90代でタバコを美味しそうに吸いながら、健康でピンピンしている人もいます。

私が勤務していた浴風会病院に併設された老人ホームには、60代になった入居者でタバコを吸っている人と吸っていない人の生存率に差はない、という10年間の追跡調査があります。

タバコを吸いつづけて80歳まで生き延びたような人は、タバコを吸おうがやめようが、寿命は大して変わらないということです。無理に禁煙をするよりも、ストレスを溜めないことのほうが大切だと、繰り返し強調しておきます。

第三章でも触れましたが、経済アナリストの森永卓郎さんは、最期までタバコはやめませんでした。タバコをやめなければ治療ができないのであれば、治療しなくてもいい、とまで言っていました。これは一つの見識だと思います。「死ぬときは、お気に入りの沖縄のビーチでタバコに火をつけて一服し、そのままバタっと死ぬ」のが理想の最期だ、と語っていた森永さんを思い出します。見事な人生だと思います。

人生は長さではなく、どれだけ充実しているかが大切だ、というのが私の信念です。適度な節制と楽しみを組み合わせ、心豊かに生きることのほうがどれだけ大切か、長く生きてこられた方にはご賛同いただけると思います。

異性に関心を持ち、ときめくだけでも脳は活性化する

世間の常識では、高齢者が性や恋愛に興味を持つことは、みっともないと考えられがちです。しかし、**恋愛は脳を活性化させ、快感や意欲を司る「ドーパミン」や、幸せや愛情を感じる「オキシトシン」などのホルモンを分泌させます。**ストレスの緩和、不安や心配の軽減にもなり、幸せや高揚感、共感などの感情をもたらします。

高齢者にとっての恋愛は、QOLの向上に役立つ要素です。また、身体的な健康にもポジティブな影響を与えますし、精神的な健康が向上することもわかっています。孤独感が和らぎ、気持ちがポジティブになるとも言われています。調査によると、恋愛関係にある高齢者は、抑うつ傾向が低く、人生に対する満足度が高いという結果も出ています。

特に、性欲や恋愛によって得られる**異性への「ときめき」が大切**だと言われ、心のなかで好きな人をつくるだけでも効果的だとされています。異性と会話するだけで、脳にはよい刺激になります。

年齢とともに体内の男性ホルモン量は自然に低下していきますが、**男性ホルモンの多い人ほど元気**なことは医学的にも証明されています（女性にも男性ホルモンは存在します）。男性の健康にとって重要なのが、「テストステロン」という男性ホルモンです。テストステロンは、男性の場合はほとんどが精巣でつくられます。女性の場合は卵巣、脂肪、副腎でつくられますが、当然のことながら男性よりもつくられる量は少量です。

テストステロンの働きは、人の性格や考え方、社会性にも影響しており、決断力のある男らしい行動の源になっていると言われています。好奇心や冒険心など、いわゆるチャレンジ精神とも深く関係しているのです。

逆に言えば、テストステロンが低下していくと潑剌《はつらつ》さがなくなり、元気のないヨボヨボしたお年寄りになってしまいます。**いつまでも意欲的に生きていくには、異性に関心を持ち、ときめくことが大切**なのです。

男性ホルモンは、タンパク質の多い食事や筋肉トレーニングによっても、分泌を促すことができます。日ごろからタンパク質を多く含む肉を積極的に食べ、男性ホルモンの材料になるコレステロールを摂取したいものです。

また、筋トレも、スクワットや腕立て伏せだけでも効果があります。運動することで体型の維持ができるだけでも、自信につながります。

実は、私は2年に1度程度男性ホルモン値の検査をし、足りないようであれば男性ホルモンを補充しています。副作用もなく快調です。

「免許の返納」は脳の老化を促進する

脳の活性化という意味では、ギャンブルも効果があると言われています。脳の前頭葉は、想定外の出来事が大きな刺激になります。そのため、**予算の範囲内であれば、趣味としてギャンブルを楽しむことは、否定するものではありません。**


競馬や競艇、競輪などは、情報を収集したり、過去の戦績を分析したりすることで、脳を活性化します。麻雀は役を覚えたり、作戦を練ったり、先を読んだり、相手の裏をかいたりと、脳をフル活用しますし、点数の計算などを臨機応変に行なう能力も鍛えられます。

ギャンブル的な要素を排除して、麻雀を脳トレとして楽しむことは、特におすすめです。同種の趣味で、囲碁や将棋、ボードゲームなども相手との勝負ですから、頭を使いますし、会話も楽しめます。

一方、台の前に座って打ち続けるパチンコやスロットは、後述する依存性の高さと脳の活性化という意味ではあまりおすすめしません。

こうした**ギャンブルで怖いのは、依存症になってしまう「脳のメカニズム」**の存在です。「わかっちゃいるけどやめられない」というコントロール不能の状態に脳が陥るのです。高齢者は前頭葉の衰えとも関係しているのですが、自分を抑えることが難しくなってしまい、生活が破綻してしまうことがあるからです。

脳の依存症の仕組みには、先ほど紹介した快楽物質であるドーパミンがかかわっています。ドーパミンが脳内に分泌されることで、生き物は快楽や喜びを感じます。ギャンブルで勝利することでドーパミンが分泌され、習慣化すればするほど、快楽や喜びを感じやすくなるのです。

ところが、ドーパミンはやがて枯渇《こかつ》してしまいます。ところが、脳はより強い快楽を得たいという欲求に抗《あらが》えなくなり、どのような手段を使ってでも、ギャンブルをしてドーパミンを分泌させようとします。そのため、生活が破綻してしまうことがわかっていても、ギャンブルがやめられなくなるという、依存症になってしまうのです。

ギャンブルは、脳の活性化や老化防止にはいいのですが、依存症に陥るリスクがあるため、積極的にすすめるものではありません。あくまで脳のトレーニングという範囲で楽しむのがいいと思います。

また、高齢者の自動車運転に関しても、世間一般の考えとは違って、私は続けたほうがよいという意見です。運転する自信がなくなったら車を運転しなければいいだけで、**年齢を区切って運転免許を返納するというのは、年齢差別**でもあると考えています。

事故を起こすのは、何も高齢者に限ったことではありません。20代の若者のほうが危険運転をして重大な事故を起こす確率は高いのです。認知機能検査を受けさせるというのであれば、年齢差別をするのではなく、全年齢のドライバーに課すべきでしょう。

危険な運転をするのは、「年齢」という要素よりも「個人差」が大きいと思います。高齢者は運転が下手になった自覚がある場合、慎重に運転する人が多いはずです。老化による運動能力や瞬発的な判断能力の低下は、本人がいちばんわかっているはずです。危ないと思えば、自ら運転をやめればいいだけの話。車の運転を楽しむ高齢ドライバーもいるわけですから、年齢差別的に運転免許証を取り上げようとするのには、賛成できません。

少なくとも近所の大型ショッピングセンターへの往復くらいの運転は、脳機能の維持に役立つことが期待でき、ご家族も認めてあげたほうがいいと思います。ショッピングセンターへ行けば、商業施設内をうろうろします。その運動量は馬鹿になりません。ウインドーショッピングをすれば、前頭葉の刺激にもなります。自分たちと違う世代との接点も持てます。

運転免許証の返納は、認知症のリスクを高めます。また、車で大型ショッピングセンターに行かなくなることも要介護のリスクを高めます。家に引きこもる生活はＱＯＬを下げるだけでなく、脳の老化も促進するのです。

危険運転に関しては89ページで述べたように、多剤併用や運転禁止薬の服用による危険性のほうが圧倒的に高いのです。**禁止すべきは運転ではなく、たくさん処方される薬であるべき**です。

「第2の人生」は、好きなことをすればいいだけ

高齢になったからといって、人生を楽しむことをあきらめてはいけません。逆に、子育

ての責任や会社におけるストレスがなくなってくるのですから、我慢することをやめて、大いにやりたいことをやったほうが結果的に健康で長生きできるのです。

趣味を楽しむのもいいですし、好きな友だちや異性と食事をするのも自由です。旅行に行くのもいいですし、海外に移住する高齢者もいます。自ら年齢的な制限を設けたり、過度な節制をしたりする必要はありません。**「第2の人生」は、好きなことをすればいいだけ**のことです。

定年退職をして年金受給できる**65歳を過ぎても、仕事を続けることを私はおすすめしています**。経済的に余裕を持たせるという意味だけではなく、心と体の健康を保つうえでも、働くことは何よりも重要だと考えています。仕事があると人に会う機会も増えますし、外出するため、歩いたりすることで体を自然に動かしています。激しい運動をしなくても、結果的に身体機能の老化を遅らせているのです。

長野県は、いまや「健康長寿県」であり、「老人医療費が日本でいちばん安い県」としても有名です。その礎をつくられた一人である諏訪《すわ》中央病院名誉院長の鎌田《かまた》實《みのる》先生と以前に対談し、書籍を出したことがあります。その際、鎌田先生は長野県が平均寿命日本一になった理由について次のように述べています。

「僕たちは『健康づくり運動』といって『減塩しよう』『野菜を食べよう』と啓蒙をしていて、その意識改革が行動変容をさせたのではないかと思っていたら、最も効果的だったのが、高齢者の就業率の高さだとわかりました」（『医者の話を鵜呑みにするな』ワック）

現役時代のようにハードな仕事は、やる必要もありません。やれないことは自分がいちばんわかっているはずです。好きな仕事や、ストレスを感じない働き方をすれば、心身ともに健康でありつづけます。経済的にも、年金だけの生活よりも少しは金銭的な余裕が生まれ、**趣味や旅行に時間とお金がかけられるようになります。**専業主婦だった方でも、週に数回のパートやアルバイトなどがあれば、働くことをおすすめします。

もし、仕事がつらくなれば、やめればいいだけの話です。若いころのように、ローンの支払いのためだとか、子どもの教育費を稼がなければいけないとか、そういうプレッシャーがないので気楽なものです。

60歳を過ぎれば、誰もが重荷を降ろして、自分の好きなこと、あるいは子どものころ好きだったことは何だったかを思い出してみてください。**仕事や趣味に時間とエネルギーを費やしていけばいい**のです。

日本は今後ますます少子高齢化が進んでいきます。そのため、人手不足は常態化していくでしょう。高齢であっても、働き口で困ることはないはずです。もちろん、給与や労働時間など、条件面では若い人に及ばないかもしれませんが、探せば自分に適した仕事が必ずあるものです。

どのような仕事にも大変なことはあり、楽なことばかりではありません。でも、**自分で稼いだお金を自由に自分の趣味や楽しみに使えると思えば、仕事に張り合いも生まれてくる**はずです。

コレステロール値を気にして、肉や卵を我慢するな

楽しい老後を過ごすためには、趣味や仕事ばかりではなく、その土台としての体の健康も忘れてはいけません。そのために、食事、睡眠、運動に気を遣う高齢者は多いと思います。とりわけ食事に関しては、栄養を摂ることを心がけないと心身ともに老化が加速度的に進んでしまいます。

60歳を過ぎると食べる量は自然と少なくなり、毎日軽い食事で済ませても、それほど空腹を感じなくなります。それは運動や活動量が減っているからであり、**運動不足↓小食の**

悪循環はQOLを低下させてしまいます。

老化が進むと臓器の機能も衰え、栄養もうまく吸収できなくなってきます。そのため、ご飯を食べて栄養を摂っているつもりでも、栄養不足になりがちです。栄養が十分に摂れていないと、体重が減ったり、骨格筋（骨格を動かす筋肉）の筋肉量や筋力が低下したり、便秘や肌荒れといったさまざまな症状となって現れてきます。

足腰が衰えてくると、歩くのが億劫《おっくう》になり、ちょっとしたことでつまずいたり、転んだりしますし、運動不足にもなります。「歩く」ことは酸素を消費する有酸素運動で、全身の筋肉をまんべんなく動かすので、血流をよくし、心身ともに老化防止になる効能があります。骨や筋肉の強化や心肺機能の強化、脳の活性化など、たくさんの体によい影響があり、**「散歩がいちばんの健康法」といっても過言ではない**くらいです。

では、一日に何歩歩くのがいいのか？——皆さんからよく受ける質問です。ウォーキングに関してはさまざまな研究があり、研究の数だけ理想の歩数が提示されていますが、正確なところは私にもわかりません。

私自身、自動車で移動する機会が少なくありません。そんな私ですが血糖値が６００を超えたのをきっかけに、１日30分程度「散歩」するようにしています。高齢者専門医としての経験上、糖尿病のほうが認知症になりにくいことを知っており、散歩は食事制限やインスリン注射の弊害を考えての選択でした。すると、血糖値は下がりはじめ、歩いて軽く汗をかくのは気持ちのいいものだ、と気づきました。

大事なのは歩数よりも歩く習慣をつけ、歩くことの気持ち良さを体感することです。ちなみに、私の経験から言うと、**高齢者は3000歩を一つの目安にする**と無理なく続けやすいと思います。

さらに付け加えると、高齢者はウォーキングよりも「散歩」のほうが、脳――特に前頭葉の老化防止になると思います。前だけを見て速足で歩いていると、周囲の風景が目に入りません。周りを見ながら「こんなところにパン屋さんができたんだ。今度入ってみよう」「〇〇さんのお宅は、外装をやり直したのね」と、観察しながら歩くことをおすすめしています。ただし、くれぐれも転倒だけは気をつけてください。

歩くための体力維持には、タンパク質を摂ることが必須になります。私は、高齢者には肉や卵などのタンパク質を、我慢しないで摂ることをおすすめしています。

タンパク質の摂取については、コレステロールの摂りすぎで動脈硬化を招き、脳卒中や心筋梗塞のリスクが高まることを心配する人が少なくありません。栄養学の勉強をおろそかにしている医者は、「コレステロールを摂りすぎないように」と言って、卵の摂取量などをすぐに「指導」してきます。しかし、コレステロールの8割程度は体内で生成されるもので、食物からは2割前後。そのため、2015年に厚生労働省も、日本人の食事摂取基準からコレステロールの上限値を撤廃しています。

100歩譲って、50代までなら、こうした予防策も効果があるかもしれません。しかし、すでに動脈硬化が始まっている高齢者の場合、コレステロールのメリットについても考える必要があります。コレステロールは、人間が生きていくうえで必要不可欠な栄養素です。

コレステロールは主に「LDLコレステロール」と「HDLコレステロール」の二つを指します。LDLは「悪玉コレステロール」と呼ばれ、HDLは「善玉コレステロール」と呼ばれていますが、これは循環器内科的な視点であり、体全体のことを考えるとコレステロールに「善玉」も「悪玉」もありません。LDLは肝臓でつくられたコレステロールを血流に乗って体中の細胞に運ぶ働きをしています。HDLは細胞で使われなくなったコレステロールを回収し肝臓に運びます。

全身に配られたコレステロールは、細胞膜の構成成分として細胞の働きを調整します。

またホルモンの原料として性ホルモンや副腎皮質ホルモンなどの生成に必要不可欠です。つまり、コレステロールが不足すると、血管がもろくなったり、性ホルモンが減って活動意欲が低下したりします。また、免疫力が低下するというデータもあります。

一方で、**コレステロール値がやや高めの人のほうが長生きし、がんになりにくい**という疫学調査結果があります。また、うつについては第五章で詳しく述べますが、**コレステロール値の高い人のほうがうつになりにくい**と言われています。心の老化も高齢者が超えないといけない「壁」の一つです。

コレステロールのメリットとデメリットを比べると、高齢者はコレステロールがむしろ高めのほうが健康に過ごせるでしょう。とりわけ歩行のための筋肉量を保つには、良質なタンパク源である肉や卵の摂取は我慢すべきではありません。

塩分摂取を過剰に心配する必要はない

食事を我慢することは、免疫機能を低下させます。日本では二人に一人はがんになり、三人に一人はがんで亡くなっています。がんは老化現象の一つなので、誰でも長く生きていれば、体のどこかにがんはできるものです。ただ、免疫機能を高めることで、がんの進行を遅らせることは不可能ではないでしょう。

免疫機能を高めるためには、ストレスを溜めないことが重要です。コレステロール値を気にして、食べたいものを我慢していると、そのストレスが脳へと伝わり、免疫力を低下させます。

一方で、おいしいものを食べるだけでストレスはなくなり、「次はあれが食べたい、今度はこれを食べよう」と考えているだけで食欲が湧き、生きる意欲につながります。

それを「健康に悪いから」と、高カロリーなものを控え、病院食のような味の薄いものばかり食べていると、食事が苦痛になってきます。それだけで、脳は食事をストレスに感じてしまいます。

特に昨今、塩分を気にする人が増えています。

塩（ナトリウム）は、人間には必要不可欠なミネラルです。低ナトリウム血症になると、最悪は命にもかかわってきます。にもかかわらず高血圧の方は、「塩分は血圧を上げて動脈硬化を進めるから、なるべく控えめにしてください」と指導されます。

たしかに、塩分が多すぎると血圧が上昇し、脳出血の可能性が高まり、死亡率が上がるという研究結果はあります。一方で、逆の結果が出ている研究もあるのです。塩分の摂りすぎが死亡率を上げるかどうかについては、判断が分かれるところです。

それに対する私の経験的な結論は、**日本人の高齢者の場合、塩分を控えていると低ナトリウム血症を起こしやすく、かえって健康寿命を短くする**リスクが高まるというものです。ナトリウムは重要な栄養素で、体内には一定量が保たれるようにできています。その役割を担うのが腎臓で、塩分の摂取量によって、塩分の排出量をコントロールしています。これが腎臓に備わる「ナトリウムの貯留能」です。

加齢や病気などで腎機能が衰えてくると、ナトリウム貯留能も低下し、本来キープされるべきナトリウムも尿から排出されることがあります。低ナトリウム血症は、意識がぼんやりする意識障害、吐き気、倦怠感、疲労感、筋肉のけいれんなどの症状が出ます。高齢者にとって、低ナトリウム血症は意識障害を起こしやすいリスクの一つで、侮《あなど》ってはいけません。

厚生労働省の1日の塩分摂取基準は、成人男性7・5g未満、成人女性6・5gとされています。高血圧や腎機能が低下している人は、さらに厳しく1日6g未満です。これをきちんと守っている人ほど、低ナトリウム血症を起こしやすくなります。

高齢者は濃い味を好むようになります。味覚が鈍くなることもあるでしょうが、それ以外に体の適応反応もあるでしょう。ナトリウム貯留能の低下によりナトリウムが排出されることで、脳が体外からナトリウムを摂取することを求めているのかもしれません。**塩分摂取量は1日10～15gが、いちばん長生きする**という、世界で最も権威ある医学雑誌に載った大規模調査の結果もあります。

塩や砂糖、油を使った料理をおいしく感じるのは、それだけ体が欲しているからです。塩には、細胞内外の水分の出入りをコントロールしたり、栄養素の運搬や老廃物の排出を助けて体液のバランスを保ったりする効果があります。また、消化を助けたり、体温を上げたり、神経や筋肉を刺激するといった役割もあります。ほかにも、ウイルスから体を守ったり、肌荒れや皮膚病を改善したりするのにも役立つことを忘れないでください。

血糖値は年齢とともにゆるやかに上がっていく

同じことが糖分にも言えます。糖分の摂りすぎで肥満になり、糖尿病になるかもしれないという心配から、過度に節制する人がいます。そのため、炭水化物中心のご飯やパン、麺類を避けて、おかずばかりを食べる人がいます。炭水化物に含まれる糖分は、生命維持に必要な栄養素であり、体を動かすエネルギー源です。また、脳にとって唯一のエネルギー源であるブドウ糖を生成する材料なので、糖分が不足すると集中力がなくなり、ボーっとして頭が働かなくなります。

炭水化物を摂ると、「血糖値が気になるし、糖尿病も心配」という人がいると思います。糖尿病は、血液中にあるブドウ糖の利用を助けるインスリンの分泌量が減ったり、働きが悪くなったりするために血糖が高くなる病気です。早朝空腹時の血糖値が126以上か、ヘモグロビンA1c（血糖値の2～3ヵ月間の平均値）が6・5％以上であれば、糖尿病と診断されます。糖尿病には、生まれつきインスリンをつくれない1型糖尿病と、インスリンの分泌が足りなかったり、働きが悪かったりするために血糖値が高くなる2型糖尿病とがあります。日本人の糖尿病患者の9割は、2型糖尿病です。

123ページでも触れましたが、私も数年前に2型糖尿病と診断されました。喉の渇きが続くので病院で血液検査をしたら、660という高い血糖値でした。それでも、好きなラーメンは食べますし、ワインを飲みながらの食事も楽しんでいます。

血糖値は、年齢とともにゆるやかに上がっていくのが自然です。高齢になると動脈硬化が進みますから、体は血圧を上げて血液循環を促し、血液中のブドウ糖を増やします。血糖値が高くなるのは、動脈硬化に対応するための適応現象なのです。

このように高齢者の体は自然のままでうまく機能しており、**インスリンなどの薬で必要以上に血糖値を下げると、ふらつきや意識障害などを招きます**。意識障害は高齢者の自動車事故の原因になります。糖尿病の治療薬を減らすと、ボケたような症状が消えることがあります。糖尿病の患者さんは血糖値のコントロールをゆるめにして、良好な体調を維持するべきです。

実際、アメリカで発表された「ACCORD試験」では、糖尿病患者はヘモグロビンA1cを基準値の5・5%や、やや高めの6%まで下げるのではなく、7・0〜7・9%ぐらいで推移させたほうが、死亡率は明らかに低くなるという結果が出ています。

高齢者は糖分が多すぎることよりも、糖分が足りないことを心配すべきです。また、高齢者は消化吸収能力が低下しているのですから、栄養のあるおいしいものをしっかりと食べ、体を動かして、行きたいところに行き、人生を楽しむべきです。多くの高齢者を診察していると、**長生きな人は人生を楽しんでいる人**だと実感させられます。

病院通いが毎日の仕事になり、大量の薬を飲むのではなく、ストレスなく毎日を楽しく過ごすことができれば、免疫力も上がり、第2の人生も充実するはずです。

眠れないときは無理に眠らなくていい

健康維持にとって、栄養や運動のほかに、睡眠も気になるところです。日本においては、約5人に1人が不眠の症状で悩んでいるとされています。不眠症は、小児期や青年期にはまれですが、20代から加齢とともに増加し、中年期、老年期と増えつづけていきます。症状は「寝つけない」「夜中に何度も目が覚める」「朝早く目が覚める」といったタイプに分けられます。

特に年を取ると睡眠のサイクルが変わってきて、早朝に目がさめてしまうことは誰でも経験するでしょう。夕食を摂ったあとに寝落ちしたり、睡眠途中でトイレに起きたりすることもあるでしょう。眠りが浅く、十分に眠った感じがしないといった症状が続くようであれば、不眠症ということになりますが、高齢者の場合、その主たる原因は日中の運動不足です。

よく眠るためには、ほどほどに体が疲れている必要があります。高齢者の方から「夜になっても寝られない」とか、「昔のように長時間眠れない」といった悩みをよく聞きますが、多くは昼寝をしていたり、食後にウトウトしていたりします。活動量が少なく、疲れないので、夜しっかりと眠れないだけです。

「たかが睡眠、されど睡眠」――眠れないときは、無理に眠ろうとしないことです。現役で仕事をしているのでなければ、翌日の心配もありません。眠くなったときに寝ればいいだけのことです。ここでも、無理に眠ろうとするから、それがプレッシャーになり、悪循環に陥ってしまうのです。眠れなければ、本を読んだり、スマートフォンで動画を観たりすればいいのです。昼夜逆転が続くようであれば、日中に散歩をするなり、買い物に行くなり、体を動かして日光を浴びることです。

朝に太陽光を浴びると、セロトニンの分泌が促されます。セロトニンは睡眠や覚醒、生活のリズムに深く関係する脳内の神経伝達物質で、「幸せホルモン」とも呼ばれています。セロトニンは夜になるとメラトニンにつくり変えられて、自然な眠りをいざないます。セロトニンとメラトニンのバランスを整えることで、睡眠の質を向上させ、精神状態を安定させることができます。睡眠が不足すると、アルツハイマー病の原因とされるアミロイドβの蓄積が進むことが知られています。また、免疫力の維持にも睡眠は欠かせません。**高齢になれば、睡眠のリズムは狂いがちですが、解決法は太陽が昇ったら朝日を浴びて、なるべく活動的に過ごし、適度に疲れること**です。そうすれば、毎日ぐっすりと眠ることができるはずです。

「節制」がフレイルを発症させ、寝たきりを招く

60歳を過ぎると、否が応でも老化を意識せざるを得なくなります。自分自身だけでなく、親が何となく弱ってきたなと思ったら、「フレイル」（虚弱）を疑ってみてください。**フレイルとは加齢によって筋力が低下したり、心身の活力が減退すること**を指します。つまり、病気ではなく、健康と要介護状態の中間に当たります。

高齢者においては、フレイルが発症しやすいことがわかっています。フレイルに早く気づき、正しい治療や予防が大切です。70代、80代をしっかり楽しく生きていくためには、

フレイルを知っておいたほうがよいでしょう。

フレイルには、「身体的フレイル」「精神的フレイル」「社会的フレイル」の三つがあります。フレイル状態になると、死亡率の上昇や身体能力の低下を招きます。また、何らかの病気にかかりやすくなり、入院状態などストレスに弱い状態になります。

「身体的フレイル」の症状には、筋肉の衰えや握力の低下、腰やひざなどの骨や関節の障害、歩行速度の低下などがあります。筋肉が減り歩行機能が低下すると、疲れやすくなり、動くのが億劫になります。そうすると、外出しなくなり、人にも会わなくなるので、家でゴロゴロ過ごすことが増えます。食事の量も減り、栄養不足になり、ますます筋力が低下するといった悪循環に陥るのです。

「精神的フレイル」の症状には、認知機能や判断力の低下、意欲の低下、うつ状態、無気力・無関心、もの忘れなどがあります。定年退職や配偶者との別れなどの人生の大きな出来事、日常的な職場や家族に対するストレスなども原因と考えられています。

「社会的フレイル」とは、高齢期に社会とのつながりが希薄になり、一人暮らしや経済的困窮、引きこもりといった状態に陥ることです。

年齢を重ねていくとこうしたフレイルは増えていき、男性は80歳以降、女性は75歳以降に急増するようです。フレイルを放置すると、身体能力の低下が進み、骨折や転倒、病気にかかるリスクが高まります。また、三つのフレイルが連鎖することで、うつ病や認知症、要介護状態のリスクが高まり、死亡率も上昇するとされています。

フレイルの予防には、すでに指摘したように「栄養」「運動」「社会参加」が不可欠です。節制が行き過ぎると老化が進み、あっという間に気力・体力が衰えていきます。元気だったお年寄りがヨボヨボになったり、逆にやる気が出てシャキッとしたりすることは珍しくありません。

我慢して、自分のやりたいことをやらないで生きるよりも、わがままに生きたほうがいいに決まっています。もちろん、法律違反や他人に迷惑をかけてもいいということではなく、**常識の範囲内で好きなことをやればいい**のです。

お金や体力、家族との関係などが許すのであれば、楽しいこと、ワクワクすることを我慢せずにやってください。それが「節制」という壁を乗り越えるいちばんの方法なのです。

第四章のポイント

□二日酔いにならない程度の飲酒は嗜んでいい。ただ、飲むときは一人ではなく、友人や馴染みのお店で会話を楽しみながら飲む。一人で飲むとアルコール依存症になりやすい。

□喫煙者の平均寿命は、非喫煙者よりも3・5年短いというが、3・5年の差を大きな差と取るか誤差と取るかは、個人の考え方次第。

□異性への「ときめき」を抑制してはいけない。異性との会話だけでも、脳にはよい刺激。

□脳の前頭葉は、想定外の出来事が大きな刺激になるため、競馬、競艇、競輪や麻雀を脳トレとして楽しむのはおすすめ。囲碁、将棋、ボードゲームなども有効。

□車の運転も自信があるならば自制すべきではない。ただ多剤併用や運転禁止薬の服用は厳禁。

□ストレスのない働き方ができるなら、働いたほうが健康寿命は延び、小遣いも稼げる。

□高齢者は、コレステロール値が少し高めのほうが健康に過ごせる。肉や卵の摂取は我慢しない。

□高齢者は低ナトリウム血症になりがちで、塩分摂取を過剰に心配する必要はない。

□血糖値は年齢とともにゆるやかに上がるもので、炭水化物を過度に節制すべきではない。
□眠れないときには無理に寝る必要はない。朝日を浴びて日中活動すればおのずと眠れるようになる。
□「栄養」「運動」「社会参加」を意識して、要介護に至るフレイルを回避しよう。

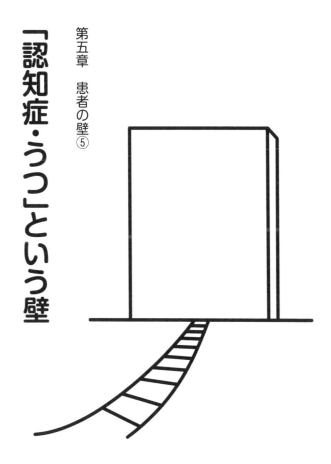

第五章　患者の壁⑤

「認知症・うつ」という壁

認知症はそれほど怖がらなくても大丈夫

がんと同様に、多くの高齢者が恐れているのが「認知症」ではないでしょうか。認知症の多くは、「もの忘れ」から始まります。なかでも加齢に伴うもの忘れと異なるのは、「忘れていること自体を思い出せない」という特徴があります。たとえば、「食事をしたことは覚えているが、メニューが思い出せない」といった、体験の一部を忘れるものです。ところが、中期以降の認知症の場合は、食事をしたこと自体を忘れ、体験がそのまま記憶から抜け落ちます。

次に「失見当識《しっけんとうしき》」という症状が現れます。日時、場所、人物や周囲の状況について認識できなくなるのです。どこにいるのかわからなくなり、家に帰れなくなったりします。時間の感覚がなくなるので、夜中に電話をかけたり外を出歩いたりすることも。判断力の低下により、夏なのに厚着をして暖房をつけたり、冬なのに薄着で冷房をつけたりといったことが起こります。

その次に起こるのが「知能低下」。会話の内容がわからなくなる、本を読んでいても内容が頭に入らない、テレビドラマのストーリーが理解できないといったことが起こります。**認知症は、10〜20年もの長い期間をかけて、ゆっくりと進行していく病気**です。いくつかの段階を経て徐々に悪化していきます。突然、明日から自分のことがわからなくなるようなことはありません。認知症になると「急に記憶がなくなり、徘徊《はいかい》したりする」といった高齢者の姿は、メディアによって象徴的につくられたイメージです。

認知症と診断されても、いきなり日常生活が送れなくなる支障が生じるわけではありませんので、必要以上に怖がることはありません。

日本の認知症患者数は、２０２５年には約７００万人になると推計され、65歳以上の高齢者の５人に１人が発症すると見込まれています。認知症患者が増加すると、暴言を吐いたり、徘徊したりする人が増えると考えられがちですが、それは勝手な思い込みで、普通の人と変わらない生活を送っている人がほとんどです。

ただ、認知症は自然な老化現象なので、避けようがありません。認知症の有病率は、年齢とともに高まり、65歳以上の約16％が認知症であると推計され、80代後半であれば男性の35％、女性の44％、95歳を過ぎると男性の51％、女性の84％が認知症であると明らかにされています。
認知症のなかで最も多い「アルツハイマー型認知症」では、脳にアミロイドβ《べーた》と呼ばれるタンパク質が溜まり、脳の神経細胞の数が減少していくとされています。脳にアミロイドβが溜まりやすいかどうかは、遺伝的要因に左右されると言われ、親がアルツハイマー型認知症の場合、子どももなる可能性があると一般には言われています。

私がかつて勤務していた浴風会病院での解剖所見から学んだことは、85歳を過ぎて脳にアルツハイマー型の変性のない人はいないということです。ところが、そのうち実際にアルツハイマー型認知症を発症した人は、4割しかいません。80代や90代になれば、誰でも脳は縮んできます。**脳に萎縮があっても、頭がしっかりした人もいれば、ボケッとした人もいる**のです。**アミロイドβの蓄積や脳の萎縮があっても、必ずしもアルツハイマー型認知症を発症するわけではありません。**

認知症には、ほかにも脳梗塞など脳血管の障害による「脳血管性認知症」があります。脳の血管が詰まったり出血したりすると、脳の細胞に酸素や栄養が送られなくなり、細胞が死んでしまいます。壊れた脳の部位により症状や麻痺《まひ》は異なりますが、記憶障害や言語障害、歩行障害といったことが起こります。

「レビー小体型認知症」と呼ばれる認知症もあります。「レビー小体」とは、神経細胞にできる特殊なタンパク質のことで、脳の大脳皮質や脳幹にたくさん集まり、神経細胞を壊してしまうので、幻視や運動機能障害といった症状が出ます。記憶障害の前に幻視を見ることが多いので、最初は認知症とは気づかないことが少なくありません。妄想型の精神病と疑われることもあります。記憶が保たれることも多いので、幻視を病気の症状と理解して、自分なりに対処しながら生活している方も多い認知症です。

脳の前頭葉と側頭葉が萎縮し、血流が低下していろいろな症状が起こるのが「前頭側頭型認知症」です。人格が変わったり、怒りっぽくなったりというときに疑われる認知症です。社会性が低下しますので、本人も家族も早く認知症であることを理解しないと、お互い責め合うことが増えたりします。

年とともに縮んでいく脳でも十分機能する

認知症の薬は、進行を遅らせると言われていますが、あまり効かないとの調査結果もあります。どの認知症も根治薬は存在せず（そもそも老化現象なので、いまの科学では根治は不可能）、治療は困難ですが、**頭を使い、体を動かすことで進行を遅らせることはできる、**と私は考えています。

私は東京都杉並区の浴風会病院のほかに数年間、茨城県鹿嶋《かしま》市の病院で認知症の患者さんを診ていたことがあります。この二つの病院の患者さんには違いがありました。

浴風会病院の患者さんは、都会の住宅街の病院ということもあり、人目を避けるように家に閉じこもりがちでした。当時は介護保険制度の開始前で、デイサービスの利用もほとんどなく、患者さんは日がな一日何もせず引きこもっているせいで、症状の進行は速い傾向にありました。

一方の鹿嶋市の患者さんは、自由に屋外を出歩いていました。迷子になっても近所の人が連れ帰ってくれるので、家族も安心して外に出せたのです。外に出れば、脳がさまざまな刺激を受けます。結果として、認知症の進行は遅い傾向にありました。

鹿嶋市の事例では、農業や漁業に携わっていた人が、認知症を発症したあとも自分ができる範囲で仕事を続けている人がいました。慣れ親しんだ仕事を続ければ、無理なく頭と体を使いつづけることができ、認知症の進行がゆるやかになるのでしょう。

初期の認知症の症状では、もの忘れが典型例です。「買い物に来たのに、何を買いに来たのかを忘れた」といったことはよくあります。でも、命にかかわるような症状ではありません。認知症はもの忘れ程度から始まり、次第に重くなっていきます。

認知症の進行を遅らせることはできますが、治すことはできません。つまり、早期発見や原因疾患を見極めることは可能ですが、早期治療はできないのです。

私たちは、「認知症になったら終わりだ」と思いがちですが、そうではありません。脳の老化は予防できなくても、縮みつつある脳を使うことはできるのです。

老化していけば、誰でもいつかはがんになるのと同じように、誰でもいつかはボケるのです。ただ、認知症になったからといって、不幸だと思う必要はありません。むしろ、**むやみに認知症を恐れすぎてストレスを溜め込んでしまうことのほうが、認知症を進行させる要因になります。**

60歳を過ぎれば、誰でも記憶力は低下していきます。テレビを見ていて俳優さんの名前を思い出せなかったり、自宅の2階に来たのに何をしに来たのかを忘れたりすることはあります。こうした「加齢に伴うもの忘れ」は、誰もが経験することです。対処法としては、

「覚えておきたいこと」「忘れてはいけないこと」を、メモしておけばいいだけのことです。

スマホのメモ機能にでも入力し、時々眺めれば、その都度記憶は定着していきます。買い物に行って、何を買うのかを忘れてしまうようであれば、メモ用紙に書いておくように習慣づければいいだけです。

認知症になっても、できることはたくさんあります。記憶力は衰えても、かなり進行しない限り話の内容は理解できます。これまで培った手作業などは覚えていますから、仕事もこなせます。認知症には軽度から重度まで幅があるので、残っている能力に応じて生活スタイルを変えていけばいいだけです。

認知症と診断されても、すぐに仕事を辞めたり、自動車運転免許を返納したりする必要はありません。なるべく**本人ができることは続けたほうが、認知症の進行を遅らせることもできる**のです。

もちろん、どれだけ優秀な方でも認知症を発症すると、判断力はあっても記憶が不確かになっていきますので、その都度周囲の人が気を配り、確認することが必要になります。大きなミスにつながったり、事故に巻き込まれたりすることもあり得ますので、家族が気にかけることは忘れてはいけないと思います。

認知症の方に対応する際に気をつけたいのが、「自尊心を傷つけない」ことです。相手が自分の親であれば、なおさらです。話の内容が理解できていないようでも、すべてわからないわけではなく、ゆっくり時間をかければ理解できるものです。多くの方は正常な感情が残っていますから、「わからないの？」「もう忘れたの？」といった言動は、自尊心を傷つけてしまいます。アルツハイマー型認知症では、特に気をつけたい点です。

認知症の方は常に繊細で敏感な心理状態であり、不安や恐怖と闘っています。何気ない行動や発言が恐怖を植え付けてしまい、心を閉ざしてしまいかねません。いろいろなことが徐々にできなくなってしまっても、それまでと同じように接してあげてください。

「人と会話する」「新しいことをする」のが脳には有効

一人暮らしの方が認知症と診断されたとしても、決して悲観することはありません。認知症の進行に関しては、独居のほうが遅いとも言われていますし、私もそう実感しています。身の周りの片づけをしたり、食事をつくったり、掃除・洗濯などの家事をこなすことは、適度な運動になります。買い物に行けば、歩くことにもなります。もちろん頭も使います。料理は、献立や調理手順を考える、材料や調味料を用意する、材料を洗い包丁を使って切る、煮る、焼く、炒めるなどの工程を経て、味付けや盛り付けをする必要があります。こうしたいくつかの段取りや作業によって、脳の血流が増え、脳を使います。また、料理は体を動かす作業でもあるため、運動不足解消にもつながります。

認知症と診断されても、掃除や洗濯などの日常的な家事はこなせますし、スマホやパソコンなど使い慣れた機器であれば、操作も問題ありません。囲碁、将棋、麻雀など、頭を使う趣味があれば、なおさら脳は活性化します。「頭を使っている人はボケにくい」と言えますし、何もしていない人に比べて進行を遅らせる効果はあるでしょう。

ただ、いわゆる「脳トレ」はほとんど効果がないと言われています。たとえば、「数独」などをやりつづけても、認知症の初期くらいであれば効果があるかもしれませんが、脳全体の機能が活発化することにはつながりません。単に「数独ができるだけ」のことで、ほかの認知症テストの点数が伸びるわけではないのです。

脳トレで特定の機能が向上しても、ほかの認知機能には効果が及びません。つまり、与えられた課題を繰り返しても、そのことはできるようになりますが、脳全体の活性化にはつながらない、ということです。

私は、**認知症では「人と会話する」ことが最も脳の活性化や精神的な安定につながり、認知症進行の予防などに効果が期待できる**と考えています。他人としゃべるときには、言葉のやりとりや表情・しぐさ・言葉のトーンなど、相手の反応を見ながら会話を進めています。この一連の行為が脳を刺激するのです。

認知症の方に対しては、相手が理解しやすいようにゆっくりと、わかりやすく話すといいでしょう。また、共感の言葉や笑顔を通じて、コミュニケーションを取るようにしましょう。

認知症の患者さんは、新しい出来事は忘れてしまいますが、古い記憶は比較的保たれる特徴があります。この特徴を活かして、昔の思い出話に花を咲かせたり、昔の写真を見ながら記憶をたどったりして、お互いに語り合う時間を持つことで、認知症進行の予防に役立つのです。つまり、気心の知れた人と会話することで、頭が使われ、有効な脳のトレーニングになるのです。

それにつけても残念だったのが、コロナ禍における面会謝絶や面会制限です。高齢者施設や介護施設、病院では面会謝絶や面会制限が当たり前のように行なわれ、現在も続いています。これがどれだけ認知症の患者さんの症状を進行させたか——しばらく会わない間に認知症が恐ろしく進行した家族の姿を見て、愕然《がくぜん》とされた方もいるのではないでしょうか。誰もコロナ禍の政策を総括せず、現在もダラダラと面会制限を許しているのが、この国の医療・保健行政の現実です。

常日ごろから頭を使っているつもりでも、認知症と強い関連のある前頭葉は使われていないようです。前頭葉は、脳のなかでも最も早くから衰えはじめる場所と言われており、20代をピークに年齢を重ねるごとに徐々に働きが悪くなっていき、40代ごろから萎縮していきます。60歳を超えるころには、誰でももの忘れや集中力の低下、イライラややる気の低下などを自覚するようになります。

放置していると、新しい刺激を避けるようになり、感情や行動がどんどん老け込んでいきます。前頭葉が老化すると、決まった行動を好むようになるのです。

本を読んでいれば、頭を使っていると思うかもしれませんが、読書は言語を司《つかさど》る側頭葉を使うだけです。また、計算や数学の問題を解くのは頭頂葉を使うだけなのです。**前頭葉が使われるのは、何かを創造したり、新規なものに対応したりするとき**です。

前頭葉は好奇心旺盛で、新しいものが好きなので、たとえば散歩するときでも、同じコースを歩くのでは前頭葉は刺激されず、鍛えることができません。いつもとは違うコースを散歩することで、前頭葉は刺激されるのです。これまでやりたくてもできなかったことにチャレンジしたり、行ったことのない街を旅したり、新しい趣味のサークルに参加したり、行動を変えるだけで脳は活性化するものです。

前頭葉の大事な機能の一つとして、「感情のコントロール」があります。もし、「以前に比べて怒りっぽくなったかな」と前頭葉の衰えを自覚している人がいれば、**怒る前に深呼吸をするといいでしょう。**前頭葉が衰えると怒りっぽくなるのではなく、怒りを止める力が弱くなるのです。

たとえば店員の対応が悪く、それに対して怒りを覚えた場合、前頭葉が衰えると怒りの感情にブレーキがかからなくなり、つい怒鳴りつけたりしてしまうのです。怒りの感情は大脳辺縁系という部分でつくられますが、前頭葉はそれにブレーキをかける場所。前頭葉がブレーキをかけるまで、数秒のタイムラグがあると言われており、深呼吸をしたりすると、そのタイムラグを埋めることができると言われています。

また第四章でも述べましたが、脳内伝達物質のセロトニンは精神状態を安定させるホルモンですが、年とともにセロトニンが減る影響で怒りっぽくなる傾向もあります。

家族が認知症になっても慌てなくて大丈夫

加齢性の難聴は、認知機能の低下に直結することがあります。海外の研究結果によれば、**中年期（45～65歳）に難聴があると、高齢期に認知症のリスクが約2倍上昇する**とのデータがあります。

高齢の親から「家族や親しい人が楽しそうに話していても、聞き取れなくてイライラする」とか、「担当医の話が聞き取れず、何をどうすればいいのかわからなかった」といった悩みを聞いたことはありませんか。

難聴が原因で認知症が進んでしまうことも考えられるので、専門家に相談し、補聴器で対応することをおすすめします。人とのコミュニケーションが不足すると、家でふさぎ込んでしまい、脳機能の低下につながります。

昔と違って、現在の補聴器は技術的に進歩しています。小型でノイズをカットしてくれる機能などもついています。目が見えにくくなれば眼鏡をかけるように、**耳が聞こえにくく**

くなったら補聴器を使えばいいだけです。値段的に安いものではありませんが、認知症の進行を遅らせるものと捉えれば、決して高くはないと思います。

最近の高齢者は、老老世帯や一人暮らし世帯といった形で、子どもたちと生活が別々のケースが増えています。人との交流も減り、家にいてもそれほどやることがなくなれば、動かなくなります。これではフレイル（134ページ）と認知症を招きやすくなります。

認知症が悪化してくると、相応の介護が必要になります。戦後すぐに生まれた団塊の世代は2025年現在76歳から79歳ですが、この世代の人たちは兄弟が多く、親の介護も兄弟で分担してやってきた方が多いでしょう。ところが団塊の世代ジュニアたちは出生率が減少しているため、親の面倒を見るにしても子どもへの負担が大きくなってしまいます。そのうえ、認知症の親の介護となると、経済的にも物理的にも子ども一人では無理だということがすぐにわかります。

介護は、迷うことなくプロに任せることをおすすめします。認知症ケア専門士は、特別養護老人ホーム（特養）や介護老人保健施設（老健）、有料老人ホーム、デイサービスセンター、病院などの介護施設や医療機関で働いている専門職です。認知症患者の症状や状態に応じた適切なケアを提供する専門知識とスキルを持った人材です。

ほかにも認知症患者をサポートするサービスはさまざまありますので、ぜひインターネットで検索して外部の方の意見に耳を傾けてください。こうしたプロの力を活用する場合は、費用はかかりますが、それと引き換えに家族の時間や体力が維持されますので、認知症患者さんにもやさしく接することができるようになります。

認知症に限らず**介護全般に関して、お金が許すのであれば、プロにまかせたほうがいいと思います**。高齢者の症状は時間とともに徐々に悪化していきますし、それがいつまで続くのか先が見えない状況なので、疲れやストレスが溜まっていきます。介護するほうも、介護されるほうも、徐々にお互いの言葉が荒々しくなり、ときには憎しみ合うことにもなります。

プロであれば、すでに十分な知識も経験もありますので、どう対処するかのスキルもあります。本人に合わないサービスであればほかを探せばいいですし、担当者との相性が悪ければ変えてもらえばいいだけの話です。試行錯誤を繰り返すなかで、本人も納得する介護に出合えるはずです。これまでのように**「介護は家族がするもの」という常識は、この際捨てたほうがいい**と思います。

介護が必要な親を施設に預けるのに気が引ける人もいるでしょうが、症状が悪化してきて、自分たちではどうしようもなくなることが予見できれば、施設の力を借りるべきです。本人が在宅での介護を希望して、家族もそれに対応できるのであれば、それに越したことはありません。特に認知症患者の場合は介護のハードルが高くなるので、プロの助言などを参考に対応を決めたほうがいいでしょう。

「認知症患者の自尊心を傷つけてはいけない」ことはすでにお話ししましたが、あわせて**家族の方には「聞く力」をぜひ養っていただきたい**のです。本人が話したい話題であれば、耳を傾け、相槌を打って、共感してあげることが大切です。本人が話したいと思っていることを推測し、質問もしてあげてほしいのです。そうすることで、本人がほんとうに伝えたいことが理解でき、真意を汲み取ることもできるからです。

「認知症」と「老人性うつ」は間違えられやすい

うつ病は、世代に関係なく発症する病気ですが、65歳以上の人が発症するうつ病を「老人性うつ」と呼んでいます。精神科では認知症に次いで多い病気です。**高齢になれば誰も**

が認知症を心配しますが、75歳までは認知症よりも老人性うつのほうが多いのです。

認知症の初期症状では、急に無口になったり、いろいろなことへの興味・関心が薄れていったりします。こうした症状は、老人性うつでも同様のことが起こります。老人性うつを認知症だと勘違いして対処すると、うつ症状を悪化させてしまいかねません。

老人性うつの症状は、気分が落ち込み、意欲が低下し、何にも興味が持てず、不安感情に振り回されます。また、「人の迷惑になっている」という罪悪感や「生きていても仕方がない」といった自責の念に苦しみます。毎日、体の重だるさが続き、何を食べても味気なく、食べる楽しみもなくなります。また、夜に何度も目が覚めて、寝た気がしないといった不眠にも悩まされます。

実は各種統計で見ると、65歳以上の人の約5％がうつ病の診断基準に当てはまっています。一般人口では3％と言われていますから、やはり高齢になるほどうつになりやすいようです。また、年齢を重ねるほど、自殺率も上がっています。さらに、精神神経免疫学の考え方では、うつ病になると免疫機能が下がることが問題だとされています。つまり、**うつ病になると感染症にもかかりやすくなり、がんのリスクも高まる**ということです。

こうした高齢者のうつ病に大きく関与していると思われるのが、133ページでもご紹介した「セロトニン」という神経伝達物質です。セロトニンは「幸せホルモン」とも呼ばれ、年を取るにつれて減っていきます。セロトニンが減るとうつ病になりやすくなり、死にもつながるわけです。

高齢者は、配偶者や家族との死別といった孤独感からうつ病になりやすく、また同居家族とのいさかいやペットの死などのストレスも引き金になります。ほかにも、定年退職後の環境の変化でストレスを感じて、うつ状態に陥ります。家に引きこもれば、社会とのつながりが希薄になり、人との会話を楽しむ機会も失われます。生活に喜びがなくなって、うつ病になる人もいます。

先ほども述べましたが、認知症は治すことができません。しかし、老人性うつの多くは治すことができます。薬なんか効かないだろうと思われがちですが、**高齢者のうつは、意外と薬が効く**のです。

老人性うつの原因のほとんどはセロトニンの不足なので、治療ではセロトニンを増やす薬を処方します。若い人のうつに比べ、薬が効きやすい傾向があります。高齢者専門の精神科医をしていると、孤独や貧困、体の不自由さなどの悪条件が重なっている、「これはとても治らないだろう」と思うようなうつ病の患者さんでも、薬が効いてよくなるケースがあります。

きちんと服薬することで顔つきもよくなり、食欲も出てきて、別人のようになります。そういう意味でも、**老人性うつに関しては、早期発見・早期治療が有効**だと思います。

長いあいだうつを放置していると、神経細胞がダメージを受ける可能性が高くなります。セロトニンが減ると神経栄養因子と呼ばれるものが減ってしまい、それによって神経が弱った状態になるためと考えられています。

セロトニンの量が元に戻ると、神経栄養因子も回復し、神経細胞を修復します。しかし、放っておくと神経栄養因子が足りない状態が続き、神経細胞のダメージが大きくなります。ダメージが大きいほど、うつ病は治りにくくなるのです。

また高齢者の場合、神経細胞へのダメージが認知症にもつながりやすくなります。うつ病の高齢者が、そのまま認知症になってしまうことは珍しくないのです。

「老人性うつ」は本人も家族もうつ病だと気づきにくい

新潟県の松之山町《まつのやままち》（当時）で1987〜2000年に、「自殺予防活動」という高齢者の自殺を予防する取り組みが行なわれました。まず精神科医と保健師さんが地域住民を訪問して、うつ病の疑いがある高齢者を拾い出していきました。次にそれぞれのケースに合わせて高齢者をフォローし、薬を処方するぐらいの治療ですが実施しました。すると、なんと自殺が7割以上減ったという結果が報告されたのです。

この取り組みで明らかになった**高齢者のうつに対する重要な改善ポイントは、セロトニンを足してあげること**だったのです。ところが、コロナ禍で外出を自粛させられ、外に出ない高齢者が増えてしまいました。これはとても危険なことで、外に出ない、歩かないことで、歩けなくなったお年寄りが急増し、また人と話さないケースも増え、日光に当たらないお年寄りも増加しました。

実は**日光に当たり、リズムよく散歩することで、人間の脳内ではセロトニンが分泌されるの**です。日光に当らないせいで、うつっぽくなっている高齢者は多くいます。しかも、他人としゃべる機会や愚痴をこぼす機会も奪われ、うつになっていく人が増えたのではないでしょうか。

高齢者のうつ病の特徴として、真面目な人ほどうつになりやすいという傾向があります。また、お酒との付き合い方も重要です。気晴らしで愚痴をこぼしながら人とワイワイ飲むのは、うつの予防になりますし、アルコール依存症にも、どちらかというとなりにくいのです。

第四章でも触れましたが、お酒は依存性薬物ですから、アルコール依存症になる危険性は否定できません。いちばん危険なのは、一人飲みです。一人飲みは酒量が増えてしまい、健康な人でも一人飲みをすると、セロトニンが枯渇していきます。ですので、うつ病の人が一人飲みを続けていると、自殺に至るケースが出てくるのです。

アルコールと睡眠の関係にも注意が必要です。不眠で睡眠薬を飲むのはまだ安全ですが、眠れないのでアルコールの量が増えるケースがあります。欧米では夜11時ごろになると、お酒は買えなくなります。ところが、日本だと24時間いつでも買えるため、お酒がなくなったら、すぐに買いに行けます。高齢者のうつは、お酒がからむと厄介なのです。

厄介ということでは、先ほども述べましたように、老人性うつは本人も家族もうつ病だと気づきにくいケースが多いということです。

精神科医がうつ病を疑うときに、必ず聞く二つの質問があります。

一つは「夜眠れていますか？」ということ。夜眠れなくなるというのは、うつの可能性が高いのです。特にうつ病の場合は寝つきが悪いのではなく、夜中何回も目が覚めるのです。夜中3時ぐらいに目が覚めて眠れなくなりますが、お年寄りの場合、不眠は年のせいだと思ってしまいがちです。

もう一つは、「ちゃんと食べていますか？」という質問。うつになると、食が細くなります。ところが、お年寄りは、食が細くなっても年のせいだと思ってしまうのです。

若い世代であれば、夜に何度も目が覚めて、食が細くなったら、うつ病だと疑うのですが、お年寄りだと家族も本人も「年のせい」と思いがちです。

それに加えて大事な症状は、高齢者のうつでは記憶障害が起こるということです。ついさっき言われたことを忘れてしまうといった症状もあります。ところが、こういった症状を目の当たりにすると、家族はまず認知症を疑います。

本来はうつ病であるにもかかわらず、認知症として診断される高齢者はけっこう多いのです。開業医もあまり知識がないためです。

「認知症」と「老人性うつ」の見分け方

認知症とうつ病の治療は異なり、認知症の治療でうつ病は治りません。高齢の患者さんを診るとき、私は食欲低下と不眠の二つがあればうつ病を疑い、問診を重ねていきます。

ご家族が認知症と老人性うつを見分けるには、症状が現れるスピードに注目するといいでしょう。

認知症はだんだん進んでいくので、もの忘れが始まってから、着替えをしなくなったり、お風呂に入らなくなったりするまで、数年のタイムラグ（時間差）があります。

一方、**うつ病の場合は、1～2ヵ月ぐらいの間に、もの忘れが始まり、風呂にも入らなくなり、着替えもしなくなるということが、かなり同時多発的に起こります。**同時多発の場合は、うつ病の可能性が高いのです。このあたりの見分け方は、ご家族で共有しておいたほうがよいと思います。

たとえば、いつも小ぎれいにしていた母親が、服装をかまわなくなり、化粧もせずお風呂にも入らなくなった、部屋が散らかっている、といった変化が2ヵ月ほどの間に起こっていたら、うつ病を疑ってください。

日本うつ病学会では、25歳くらいまでの若い人のうつ病の治療には、なるべく抗うつ剤を使わず、カウンセリングによる治療を推奨しています。

一方、高齢者の場合は先ほども触れたように、セロトニンの減少がうつ病の原因になっていることが多いので、私はセロトニンを足す抗うつ薬「ＳＳＲＩ＝選択的セロトニン再取り込み阻害剤」を処方します。セロトニンの濃度を高め、抑うつ状態の改善に役立つので、老人性うつには比較的よく効くのです。服用を始めると、不安感情に振り回されなくなり、人生を明るく前向きに捉えられるようになります。

また、うつ病や意欲の低下などの症状を改善する抗うつ薬「ＳＮＲＩ＝セロトニン・ノルアドレナリン再取り込み阻害剤」は、セロトニンとノルアドレナリンの両方の濃度を高め、意欲を向上させる効果が期待できます。

他方、薬には必ず副作用があります。ＳＳＲＩは若年層の場合、回復の途中で自殺のリスクが高まったり、攻撃性が強くなったりすることがありますので、注意が必要です。ただ、高齢者の場合はもともとセロトニンが少ないので、副作用は少ない傾向にあります。

こうした抗うつ薬は、服用を始めて1ヵ月ほどで、6～7割の患者さんの症状を改善させます。改善が見られない場合は、別の薬を試すことになります。

ただ、薬を試す以前に、**うつ病予防として肉を食べたり、日光を浴びたりすることをおすすめしています**。肉には、セロトニンの材料となる「トリプトファン」という必須アミノ酸が豊富に含まれています。また、魚や乳製品、大豆製品、バナナにもトリプトファンは多く含まれています。

適度な運動や日光を浴びることでも、セロトニンの分泌は促進されますので、ウォーキングや散歩、買い物などで、なるべく外出する機会を増やすことが、うつ病の発症を防ぐことになるでしょう。

食事や散歩などの日ごろの運動などに注意し、人との会話を心から楽しみ、やりたいことを思いっきりやることこそ、皆さんや親御さんの脳機能を活性化させ、「認知症・老人性うつ」の壁を破ることにつながるのです。

第五章のポイント

□認知症は脳の老化によって起こる病気のため、治療はできないが、進行を遅らせることは可能。徐々に進行するため、相当進行するまで日常生活を送ることは可能。
□加齢に伴うもの忘れが始まったら、覚えておきたいことはメモ用紙やスマホのメモ機能を活用すればいい。
□認知症の予防・進行を遅らせるには、「脳トレ」よりも家事をこなし、頭を使う趣味を持つことのほうが有効。最も脳を活性化させるのは「会話を楽しむ」こと。
□脳で真っ先に衰えるのは、感情を司る前頭葉。怒りっぽくなったときは、怒りを口にする前に深呼吸するといい。
□難聴は認知機能を衰えさせる。会話が聞こえにくくなったら、見栄を張らず補聴器を使おう。補聴器は聴力だけでなく認知症を遅らせる大切な医療機器。
□家族が認知症になったら、自尊心を傷つけないように気をつける。あわせて本人の意をくみ取る「聞く力」――傾聴能力を養おう。
□介護が必要になれば、遠慮せずにプロの力を借りるべき。

□老人性うつは認知症と間違われやすい。老人性うつは薬で治る可能性が高いが、認知症と間違えて治療するとうつ状態は悪化する。

□認知症はだんだん進んでいくので、もの忘れが始まってから、着替えをしなくなったり、お風呂に入らなくなったりするまで、数年のタイムラグ（時間差）がある。

□うつ病の場合、もの忘れが始まり、風呂にも入らなくなり、着替えもしなくなるということが、1～2ヵ月の間に同時多発的に起こる。

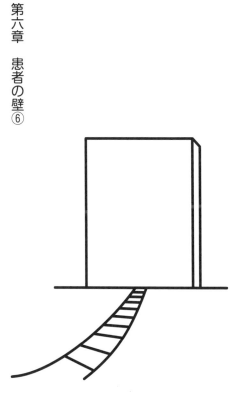

第六章　患者の壁⑥

「介護・入院」という壁

介護期間は男性で1・4年、女性で3・1年

厚生労働省によると、2024年の日本人の平均寿命は、男性が81・09歳、女性が87・14歳。一方で、健康寿命（22年）は、男性が約72・57歳、女性が約75・45歳となっており、平均寿命との差（健康寿命と平均寿命のギャップ）は、男性で約8・5年、女性で約11・7年となっています。この期間は、何らかの健康上の問題を抱え、介護や医療の支援が必要となる可能性が高いと解釈されています。

健康寿命は、健康上の問題で日常生活が制限されることなく生活できる期間のことですが、「健康」と「不健康」をどのように定義するかは意見の分かれるところです。「あなたは現在、健康上の問題で日常生活に何か影響がありますか」という質問に、「ない」という回答を健康とし、「ある」という回答を不健康とする、主観的なアンケート方法により算出されています。

一方、国民健康保険中央会では、介護受給者台帳における「要介護2以上」を「不健康」と定義し、65歳の人（＝高齢者になった人）が要介護2になるまでの平均期間を「日常生

活動作が自立している期間」として、その平均を算出しています。

これは健康寿命の指標の一つで、65歳の「平均自立期間」と呼び、65歳の平均寿命と比べて、どのくらいの期間を占めるかを公表しています。これによると、２０２３年度の65歳の人の平均自立期間は、男性が79・７歳、女性が84・０歳です。65歳の平均寿命からこの数字を差し引くと、男性ではだいたい１・４年、女性では３・１年となります。これが要介護２以上になる平均期間となります（171ページの図）。

平均寿命と健康寿命の差は「男性９年、女性12年」といわれ、これが介護期間のように考えられていますが、実態はもっと短く、私は１～３年と考えるほうが実態に近いと思っています。「人生１００年時代」といわれ、とても長い介護期間を恐れている人は多いかもしれませんが、たぶんにイメージが先行しているようです。それよりも、60歳以降は「第２の人生」（私は「本当の人生」と呼んでいます）と考え、**最期の瞬間まで「ストレスなく、好きなことをして、人生を楽しむ」と決めてしまえばいい**のです。

第一章で紹介してきたように、健康診断を受ければ、体のどこかに基準値より少し悪い数値が出てきます。不安になって病院を受診すれば、とりあえず薬が処方されます。いつの間にか立派な病名がついた病人にされてしまい、年齢を重ねるたびに薬の種類が増えていきます。

脳も次第に衰え、足腰も弱くなってきますので、長生きするのが怖くなるかもしれませんが、**介護期間の数年を除けば、「仕事もして、人生を謳歌《おうか》する」と腹をくれば、老後の不安も少しは軽減できる**はずです。

「特別養護老人ホーム」は要介護3〜5が入居条件

本書を読む読者にとっては、要介護認定の基準はすでにご存じの方も多いと思いますが、「要介護2以上」と言われても具体的な違いを理解していないかもしれませんので、改めてご説明しましょう。

要介護認定は、介護保険サービスを利用するために必要な認定です。介護保険制度では、家事や身支度などの日常生活に支援が必要になる場合や、寝たきりや認知症などの常時介護を必要とする場合に、所得に応じて介護サービスを自己負担額1〜3割で受けることができます。

大きくは「要支援」と「要介護」に分かれ、要支援は2段階、要介護は軽いものから重

「健康寿命」と「平均自立期間」の比較

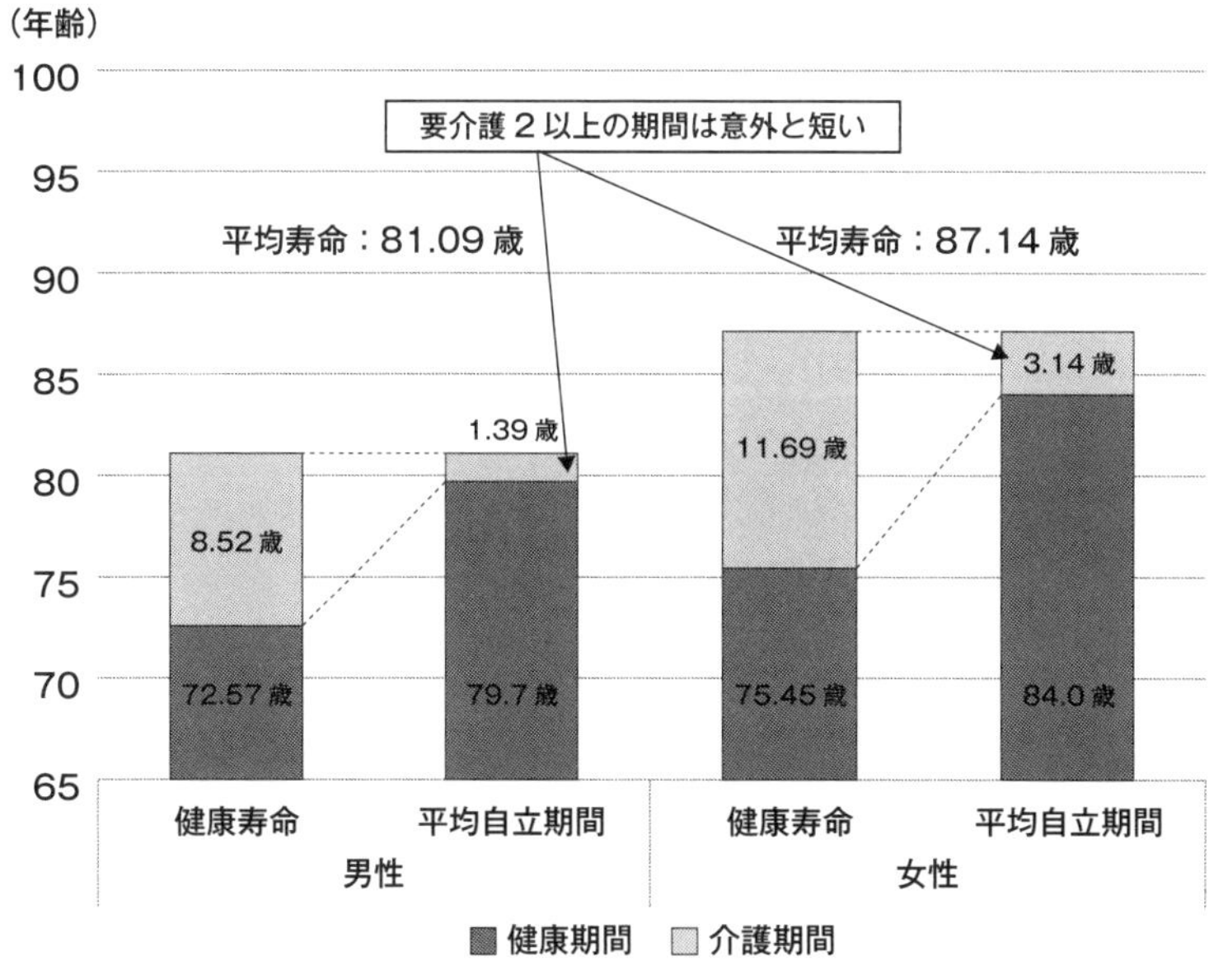

いものまで5段階に区分されています。要支援は、要介護の前段階で「基本的に一人で生活できるものの、部分的な支援が必要な状態」のことです。要介護は、「日常生活全般において、誰かの介護が必要な状態」のことです。認定された段階に応じて、月の支給限度額が設定されます。

要介護認定は、各市区町村の窓口で申請を受け付けており、全国で統一した基準に基づいて、次の5分類を基に審査されます。

・**直接生活介助**――入浴、排泄、食事などの介護
・**間接生活介助**――洗濯、掃除などの家事援助
・**問題行動関連行為**――徘徊に対する探索、不潔な行為に対する後始末
・**機能訓練関連行為**――歩行訓練、日常生活訓練などの機能訓練
・**医療関連行為**――輸液の管理、褥瘡《じょくそう》（床ずれ）の処置などの診療の補助

これらの5分野に応じて、介護に要する時間（基準時間）で評価され、以下の支援・介護の基準が設定されています。

・**要支援1**——基準時間が25分以上32分未満、またはこれに相当する時間→基本的な生活動作は可能だが、一部で介助を必要とする。入浴や排泄は可能。一人では買い物や家事ができない。

・**要支援2**——基準時間が32分以上50分未満、またはこれに相当する時間→要支援1の状態に加え、歩行や立ち上がりが不安定。歩行時に杖や手すりなどが必要。入浴では移動時に危険がある。

・**要介護1**——基準時間が32分以上50分未満、またはこれに相当する時間→要支援状態から日常生活動作を行なう能力がさらに低下し、部分的な介護が必要な状態。食事はほとんど自分でできるものの、手先の複雑な動作が苦手であるため、着替えでのボタン着脱が難しい。入浴や排泄でも介助が必要。

・**要介護2**——基準時間50分以上70分未満、またはこれに相当する時間→要介護1の状態に加え、日常生活動作についても部分的な介護が必要な状態。認知機能の低下が見られる。もの忘れも見られ、お金や薬の管理が難しくなる。

・**要介護3**——基準時間が70分以上90分未満、またはこれに相当する時間→要介護2の状態と比較して、日常生活動作および手段的日常生活動作の両方の観点から著しく低下し、ほぼ全面的な介護が必要な状態。自力で立ち上がったり歩いたりするのが難しく、食事やトイレなどの日常生活ほぼすべての介護が必要。

・**要介護4**――基準時間が90分以上110分未満、またはこれに相当する時間→要介護3の状態に加え、さらに動作能力が低下し、介護なしには日常生活を営むことが困難な状態。理解力が低下し、自力で座ることや歩くことが困難。入浴、食事では全面的な介助が必要になる。

・**要介護5**――基準時間が110分以上、またはこれに相当する時間→要介護4の状態よりさらに動作能力が低下し、介護なしには日常生活を営むことがほぼ不可能な状態。ほとんどの日常生活に加え、寝返りやオムツの交換などにも手助けが必要となり、ほぼ寝たきりの場合が多い。理解力が著しく低下し、意思疎通ができないケースもある。

介護保険制度では、要介護度の区分が上がるほど、サービスを多く受けられる仕組みがつくられています。ただ、サービスを多く受けられるから要介護度が高いほうがお得、かというと、そうでもありません。サービスによっては利用料が高くなったり、介護施設を移らなくてはならなかったりするケースも発生します。

介護度が上がるメリットとしては、介護サービスの利用限度額が増えることです。要介護度に応じて利用できる1ヵ月の限度額が決まっているので、要介護度が高いほど限度額が上がります。

また、介護度が上がると、利用できるサービスの種類も増えます。特に施設サービスの入居可能な条件に違いがあります。たとえば、入所待ちの多い公的施設の「特別養護老人ホーム（特養）」では、要介護3～5の条件が一般的で、要介護1、2の人は特別な事情がある場合のみとなっています。特別な事情とは、認知症高齢者で常時の介護が必要なケースや、家族等の虐待が深刻で心身の安全・安心を確保する必要があるといった場合です。

80代までは好きなことに取り組み、老化と闘うのもいいのですが、それ以降は徐々に老化を受け入れることも必要になっていきます。介護保険制度を上手に利用して、残りの人生を悔いなく過ごすことも考えていきましょう。

男性高齢者は女性を見習ったほうがいい

介護保険制度は、２０００年に介護を社会全体で支えることを目的にスタートしました。

現在では、約707万人（24年2月末）の方が要介護（要支援を含む）認定を受け、介護を必要とする高齢者を支える制度として定着しています。

介護保険サービスは、行政は介入せずに、誰もが好きな施設と契約できます。ただ、国民年金だけで暮らしている高齢者の方々には、費用面で受けられないサービスが出てきます。そのため、費用の安い「特別養護老人ホーム（特養）」はどこの自治体も空きがなく、入所待ちが全国で約27・5万人（22年度）にも上ると言われています。

こうした現状からすると、要介護1〜2の人でも、ある程度の介護なしには暮らせませんが、残念ながら在宅で頑張るしかないのです。費用のかかる有料老人ホームという選択肢もありますが、それなりにお金がかかってしまいます。

いろいろな課題もありますが、この制度があるのとないのとでは雲泥の差です。介護保険制度はスタートから四半世紀がたって、介護サービスを提供するスタッフの方々の頑張りもあり、介護の質も高まってきました。日中、家でゴロゴロするか、テレビばかり見ていた人が、デイサービスを利用することで心身がリフレッシュできるようになり、家族の介護負担が軽減されるといったメリットもあります。

ちなみにデイサービスとは、要介護状態にある高齢者がデイサービスセンター等へ通い、入浴、排泄、食事等の介護、機能訓練を日帰りで行なう介護サービスです。また短期間、施設に宿泊入所するショートステイという介護サービスもあります。

施設で同じ境遇の利用者と会話ができたり、悩みを共有できたりすることもメリットの一つです。いまでは、歩行訓練や筋力トレーニングから趣味やレクリエーションまで、さまざまなサービスが提供されています。

こうした介護サービスは整ってきたのですが、それでも人間同士なので相性の合わないケアマネジャーさんやスタッフの方はいます。そういう場合でも、相談をすれば担当を変えてくれたり、ほかの施設を紹介してくれたり、臨機応変に対応してくれるようです。

これまで介護保険料を払い続けてきたのですから、介護サービスを利用しない手はありません。そのうえ、ケアマネジャーをはじめ、**多くの介護スタッフは、おそらく想像しているい以上に親切ですし、真摯に向き合ってくれる**ことを実感できると思います。

ところが、2015年の介護保険法改正で、要支援の訪問介護（ヘルパー訪問）と通所介護（デイサービス）は、介護保険制度からはずれて、市区町村が取り組む「地域支援事業」に移されることになったのです。

これまで全国一律のサービスであったものが、自治体の財政状態やトップの意識次第で、サービス内容や利用料に差が出る可能性があります。財源や人材が豊富な地域もあれば、過疎化で介護を担う人がいない地域もあるでしょう。

自分の住んでいる自治体が、どのような介護サービスを提供しているのかをしっかり把握しておく必要がありそうです。要支援のなかには、車椅子などの福祉用具が安く借りられたりするサービスもあります。こうした情報も事前に知っておくだけで、介護の不安は意外と和らぐものです。

特に、女性は友だちや近所の方々など、地域内でのコミュニケーションが密ですので、いろいろな情報を持っている人が多いようです。そのうえ、杖や歩行器を利用してでも買い物に行ったり、友人に会って会話を楽しんだりするケースが少なくありません。

逆に男性は外出を控えてしまい、家で過ごすことが多いので、運動不足になりがちです。男性と女性の寿命の差も、こうしたことが要因なのかもしれません。男性はもっと女性を見習ったほうがよいように思います。

病院のお世話にならない生活を考える

1980年代までは、都会では認知症と診断されれば、家か病院に閉じ込められたものです。家族に認知症の高齢者がいることが、恥ずかしいと思われた時代でした。また、介護保険制度がスタートした当初は、介護施設の迎えの車が家の前に停まるのでさえ恥ずかしいという家族もいました。

しかし、いまでは認知症の患者さんであれ、要介護の高齢者であれ、デイサービスを受け、家族以外の人と交流したり、運動したりするようになりました。**誰もが老いていけば介護が必要になり、サービスや施設のお世話になっていきます。**

疾患があり、自宅で療養しているものの、事情によって通院が困難な人には、「居宅療養管理指導」という介護サービスがあります。医師や歯科医師、薬剤師、管理栄養士、歯科衛生士などの専門家が自宅を訪問し、本人や家族に療養上の管理や介護の指導を行なうというものです。

また、認知症の患者さんに対しては、食事や入浴などの介護や機能訓練を日帰りで行なう「認知症対応型通所介護」があります。「認知症対応型共同生活介護」は、認知症の患者さんが家庭的な環境で共同生活を送りながら、食事や入浴、排泄などの介護を受けられるサービスです。地域住民との交流も行なわれ、一般的には「グループホーム」と呼ばれています。

リハビリによる体力の回復が必要な場合は、自宅で生活しながらできるサービスもあります。医師の指示のもと、専門家が自宅を訪れて心身機能の回復をめざす「訪問リハビリテーション」と、病院や介護老人保健施設などで日帰りの機能訓練が受けられる「通所リハビリテーション（デイケア）」があります。一方、施設に入所する場合、介護やリハビリに重点が置かれているのが「介護老人保健施設（老健）」です。

1980年代以降、高齢化の進展にともない、要介護高齢者が増加していきました。そのため、家族の負担が深刻化し、寝たきりの高齢者も増加。こうした社会状況に対し、介護保険制度が高齢社会を支え、老後の不安を軽くしてきたことはたしかです。

このように、**介護は社会生活を送るうえでの必要なフォローを受けるもの**であり、一方で**医療はあくまで病気やケガを治療することを目的にしています**。医療機関では治療の必要がなくなれば、そこでサービスは終了します。

しかし、高齢者の場合、医療行為が終了しても、その後の生活に支障が生じることが増えてきます。老化により生じた病気やケガは医療で対応できますが、老化そのものを治すことはできません。

高齢になると、体のさまざまな不調が老化により生じますが、病気かどうかの判断は簡単ではありません。再三指摘してきたように、健康診断などを受けると、必ずと言っていいほど、検査項目のどこかに異常値が出てくるものです。

老化によって検査数値がだんだん悪くなったり、関節が痛くなったりするのが当たり前だと思っている人はいいのですが、**健康を求めすぎるあまり、過剰に薬を飲んだり、病院通いを続けるのは、あなたが望んでいた老後の姿でしょうか……。**そうではないはずです。

いくつもの病院に通うのが日課のようになっている高齢の患者さんがいますが、なるべく病院や薬のお世話にならないために、これまでの章で紹介してきたようにストレスのない毎日を過ごし、免疫力を高める生活をぜひ心がけてほしいのです。

病院がなくなったほうが病人は減り、長生きできる!?

病気になれば入院することもありますが、ずっとその病院にいられるわけではありません。高齢者が入院できる期間は、最大でも3ヵ月と言われていて、早いところでは2週間という病院もあります。というのも、3ヵ月以上高齢者を入院させている病院には入院医療報酬が極端に減ってしまう制度があり、ペナルティが課せられるからです。

また、高齢者が長期入院すると、いろいろなリスクが発生することが知られています。筋力や体力が低下して歩行が難しくなったり、転倒しやすくなったりします。ほかにも、環境の変化によるストレスで「せん妄」という意識精神障害を発症したり、床ずれを起こしたりすることもあります。

かりに体調が万全だとは言えない状態でも、病院から退院して自宅での療養や介護を行なうことになります。もしくは、病院を転々とされる高齢者もいます。ところが、「病院に行かないほうが死なない」という事例があるのをご存じでしょうか。

「夕張《ゆうばり》パラドックス」と呼ばれる事例です。2007年に北海道の夕張市が財政破綻し、171床あった市内唯一の市立総合病院は19床の診療所に縮小されました。夕張市民は、病院で医療行為を受ける機会が格段に減ったのです。

病院に行く人が減れば、死亡者数は増えるのではないかと心配されたのですが、結果は逆に減ったのです。当時、夕張市立診療所で所長を務めていた森田洋之《もりたひろゆき》医師は、医療崩壊の前後で死亡率を比較したデータを著書（『日本の医療の不都合な真実』幻冬舎新書）で紹介しています。

それによると、男女ともに死因2位だったがんは医療崩壊前後で大きな変化はなく、死因1位の心疾患と3位の肺炎は下がっていたのです。死亡率をトータルで見ると、男性が下がり、女性が少し上がり、合計ではほぼ変わりませんでした。死亡者数を見ても、ほぼ横ばいでした。その代わりに、老衰で死ぬ人だけが増えたのです。

この夕張市の事例は、医療行為をしないほうが病気で死ぬ人は減り、病気にならずに老衰で死ぬ人が増えるという疫学的な証明になったと言えます（185ページの図）。

多くの高齢者は、体の中にいくつもの病気の種を抱えています。明らかな症状はなくても、何らかの不調はあるものです。

この状態で病院に行けば、たいていの医者は検査をし、病名をつけ、薬を出します。それが当たり前の医療であり、そうしなければ「薬を処方してくれない」と不評を買うことになります。医者は高齢の患者さんに対し、「もう年だから、放っておきましょう」とは、立場上言えません。

そうであるなら、**患者さん側が「なるべく病院や薬の力を借りないで、体の不調を治す」ことを選択するしかない**のです。

高齢になれば、病気はなかなか全快しません。一時的に快方に向かっても、悪い部分は次々に現れます。それが老化であり、年を取るということなのです。医療機関や介護施設との付き合い方の根底には、**老化を受け入れる覚悟が必要**なのです。

「死」は医療技術の最後ではなく「生活のなか」にある

高齢者を支えてきた家族をめぐる状況も、大きく変化しています。家族の姿の変化を見てみると、１９８０年では全世帯の６割以上を「夫婦と子ども（42％）」と「３世代等（20％）」の家族が占めています。ところが、２０２０年では「夫婦と子ども」世帯の割合が25％に、「３世代等」世帯の割合も８％に低下しました。

一方で、「単独」世帯（一人暮らし世帯）の割合が38％と、１９８０年時点の20％と比較して倍近くまで増加しています。すでに「単独」世帯は全世帯の３分の１を超え、今後も上昇すると推計されています。

こうした一人暮らし世帯の増加によって、大家族で高齢者を介護することが少なくなりました。これからも一人暮らしの高齢者は増えていきますし、高齢者が高齢の家族を介護

財政破綻前後における夕張市民の死因別死亡率

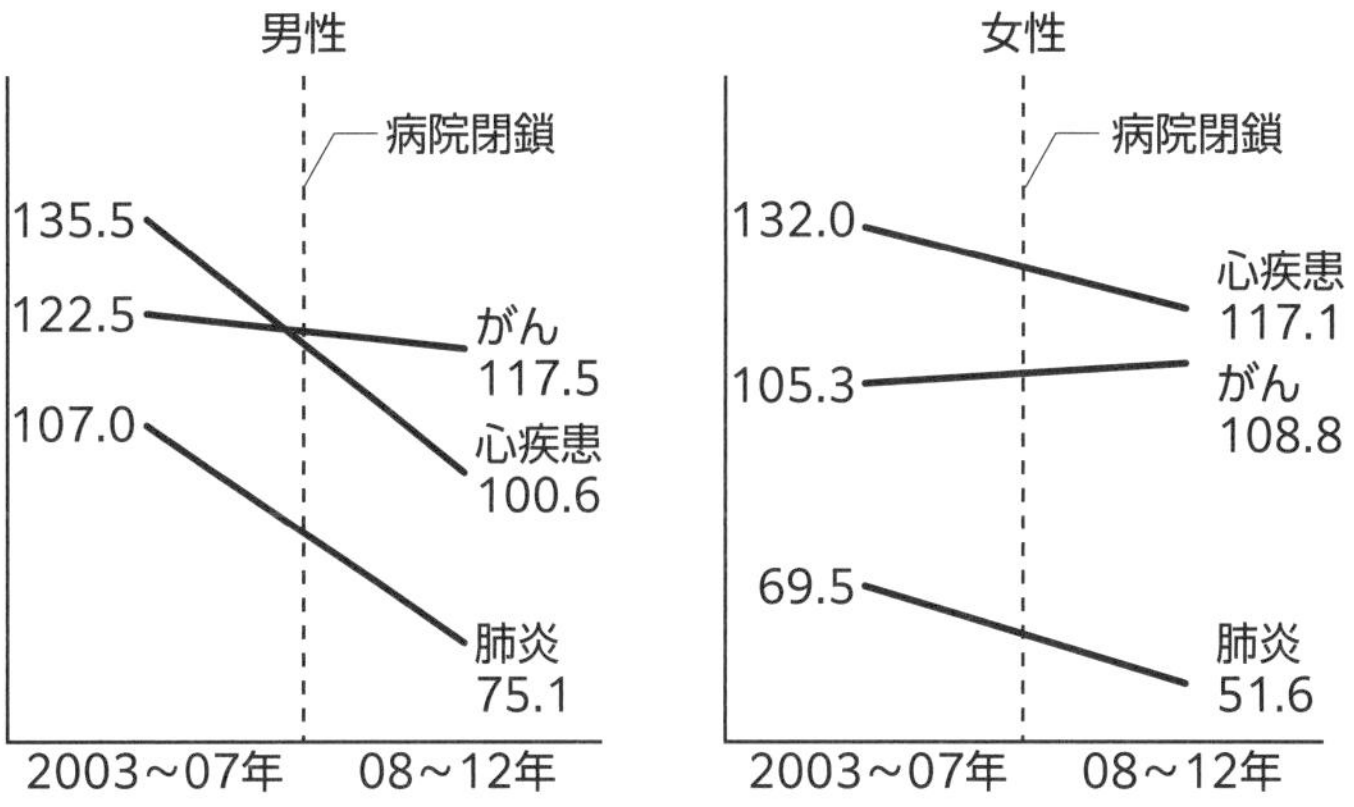

夕張市民の死亡総数における老衰の割合

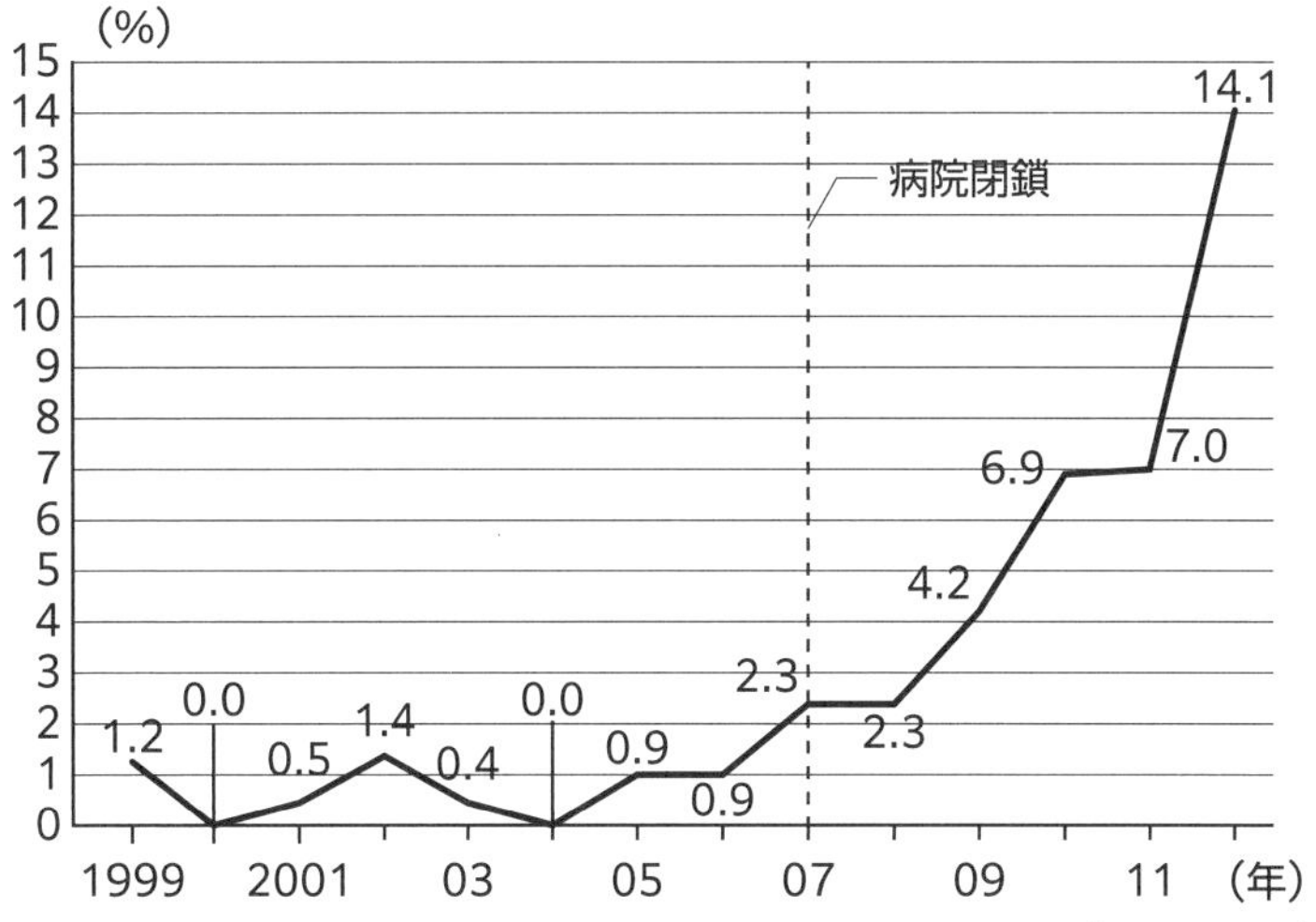

出典:『日本の医療の不都合な真実』森田洋之著(幻冬舎新書)

する「老老介護」や、認知症の人が認知症の家族を介護する「認認介護」も増えていくでしょう。

いま日本では高齢者人口がすさまじい勢いで増えていて、2024年時点で90歳以上だけで約280万人です。要介護3〜5のサービスを受けている人数は、約130万人にも上ります。そういう人は、自分で歩けなかったり、車椅子を押してくれる人がいなかったりして、通院が困難な人も少なくありません。そこで必要性が高まっているのが、第二章でも触れた「在宅診療」です。

第二章でご紹介した山中光茂医師が院長を務める「しろひげ在宅診療所」は、現在年間1500人以上の患者さんを在宅診療し、毎月50〜70人もの新規診察申し込みがあると言います。しろひげ在宅診療所は、24時間365日対応の在宅診療所として、東京都の江戸川区に誕生してまだ5年だそうです。

最初の2年間は、山中医師が一人で連日夜間の在宅診療もしていたことを考えると、いまの患者数の多さには驚かされます。いまでは、医療スタッフも増え、医師が16人、看護師33人を擁し、診察活動を支える常勤スタッフは180人を抱えています。年間の在宅看取りの数は250人前後、看取り率は85%を超えるそうです（24年時点）。

業界屈指の規模を誇る在宅診療所ですが、一人ひとりに寄り添い、患者さんの残りの人生を燃やし尽くせるように、徹底的にサポートするのだと語ってくれました。

「以前、患者さんがかかっていた病院では、薬はだいたい多めに出ているので、それを減らして、よりよいお薬の組み合わせや分量にします。〝緩和ケア〟を〝延命をあきらめること〟とイコールだと、医者でさえ思いがちだけれど、そうじゃありません。痛みや苦しみを取ることで延命につながるという知見は、海外の複数の客観データで明らかになっています」（山中医師）

そして、こうもおっしゃっています。

「〝死〟は医療技術の最後にあるものではなく、〝生活のなか〟にあります。**医療なんて、たかだか人生の一部でしかない**。だとすれば、**患者さんの人生を考えない医療は間違っています**。ずっと病院にいる医師には、そのあたりがわからなくなってくるのかもしれません」（山中医師）

患者さんが人生のラストステージに近づいていくなかで、信頼できる「かかりつけ医」を持ち、死ぬまでその医者に診てもらいたいというニーズは確実にあります。特に在宅死の要望が増える今後は、在宅診療のあり方とセットで考えないといけないのでしょう。

6割の人が自宅で人生の最期を迎えたいと考えている

2020年に日本財団が、67〜81歳の高齢者を対象に行なったアンケート調査では、「死期が迫っているとわかったとき、人生の最期をどこで迎えたいか」という問いに対して、約59％の人が「自宅」と回答し、約34％が医療施設、約4％が介護施設と答えたそうです（次ページの図）。6割の人が自宅で人生の最期を迎えたいと希望しているわけですが、そのためには家族の支えや理解が必要になります。

自宅で最期を迎えるときに、避けて通れないのが「在宅介護」と「在宅看取り」です。在宅介護は、何らかの病気で寝たきりになった人や認知症の人などを最期まで自宅で介護することです。家族の希望通りに自宅で介護を始めても、いつ亡くなるかは神のみぞ知る世界。終わりが見えないため、長引くにつれて介護する側が疲弊してしまいます。

また、末期がんなどで手の施しようがなくなった患者さんが余命宣告され、自宅での最期を希望し、それを家族が介護しながら看取るのが在宅看取りです。つまり、病気や高齢

死期が迫っているとわかったときに、
人生の最期をどこで迎えたいですか

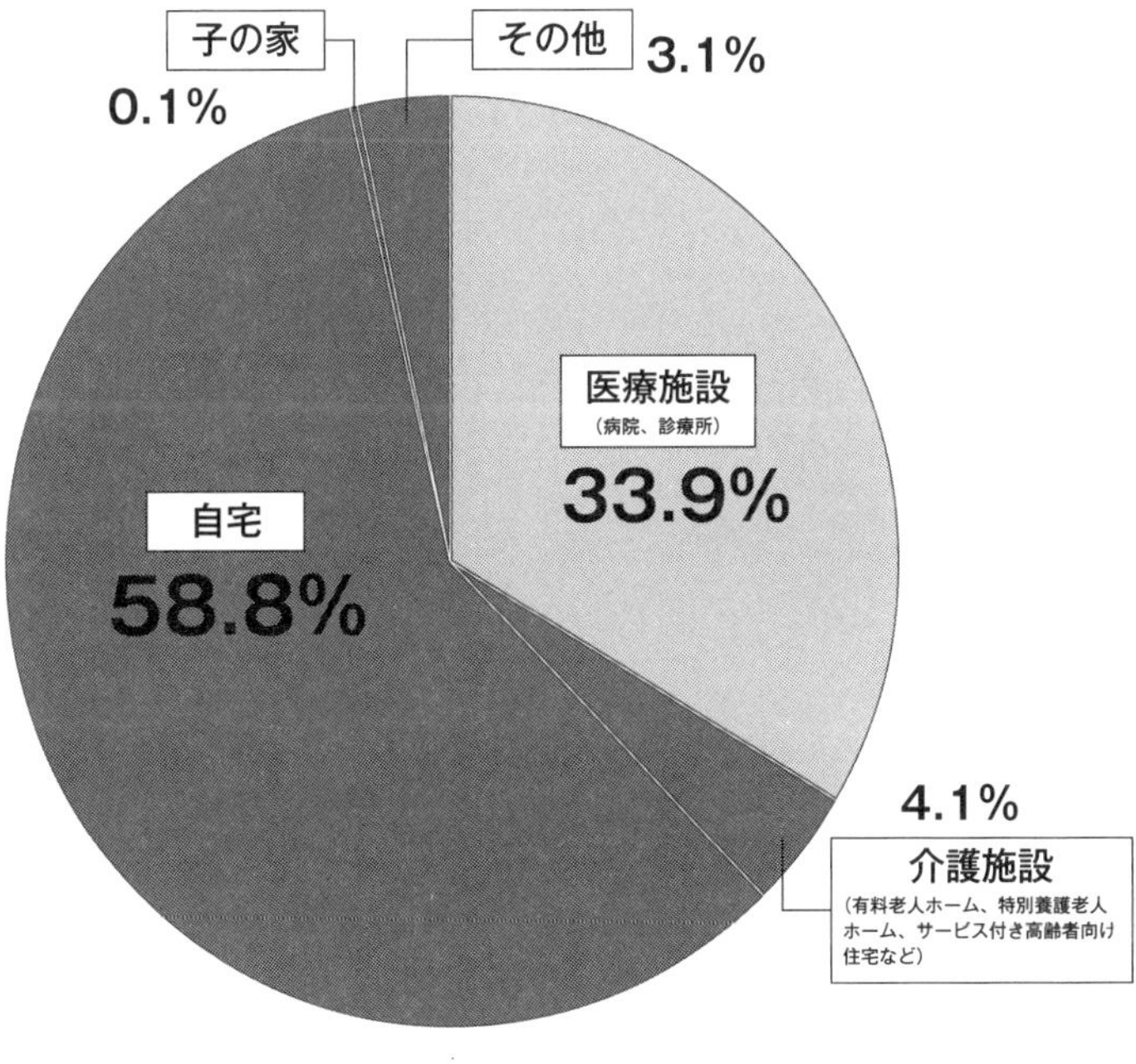

出典：「人生の最期の迎え方に関する全国調査結果」日本財団（2021.3.）

のために最期を迎える人に対して、人生の最期まで尊厳のある生活を周囲がケアをしながら看取るのです。本人が慣れ親しんだ自宅で、本人が思うようにくつろぎながら過ごせるわけです。

家族がいる人であれば、親しい人が側にいてくれることができ、孤独感を感じにくく、病院での入院よりも費用が抑えられるメリットもあります。

ただ、**本人と家族の覚悟がなければ在宅看取りはできません**。病状が急変したりすると、慌てふためいて救急車を呼び、病院で最期を迎えるというケースが発生しがちです。かかりつけ医との相談を密に行なう必要があります。

いまでは病院で亡くなるのが当たり前のようになっていますが、第二次世界大戦直後は在宅死が圧倒的でした。1950年代は自宅で亡くなる人が80％もいたのですが、それが年々減少していき、90年代には20％ほどになりました。

逆に、医療機関で亡くなる人は10％程度だったのが、80％近くにまで増加。当時、自宅で世話を続けられない要介護者は、入院するのが当たり前でした。それほど重い病気でなくても亡くなるまで入院して、実質的な介護は病院が担っていたのです。医学的には入院の必要がないにもかかわらず、このように長期にわたって病院で生活している入院を「社会的入院」と呼んでいました。

ところが高齢化が進み、医療財政が逼迫《ひっぱく》するなかで、社会的入院が医療費の無駄遣いと非難されるようになりました。先ほど説明したように、現在では高齢者の長期入院ができなくなったのです。こうした背景もあり、病院で最期を迎えるのではなく、自宅で亡くなる人が徐々に増えてきたのです。２０２０年の死亡者のうち、在宅死できた人の割合は約16％で、約68％は病院で亡くなっています。

自宅で最期を迎えたい人は増えていますが、在宅で最期を過ごすことをあきらめてしまう人も少なくありません。その理由として、「一人暮らしで何か起こったときに助けてくれる人がいない」「同居している家族に迷惑をかけたくない」「慣れない医療処置を家族に習得してもらわなければいけない」などがあります。

人生の最期は人それぞれで正解などない

家族は、できれば最期まで在宅で介護をしてあげたいと思うものですが、長期化してくると愛情だけではとても支え切れなくなります。介護する家族も疲弊しますし、ワンオペ介護、介護離職や介護うつ、介護虐待といったことも起こります。

介護をしている家族にアンケートを取ると、30～40％の人が「虐待をしたことがある」と答えています。おそらく言葉による虐待や叩いたり、つねったりといった程度でしょうが、介護のプロでなければ家族であってもカッとなることはあります。

最悪の場合には、介護殺人や介護疲れが引き金となった自殺にもつながりかねません。日本で起こる殺人事件のうち、約5％は介護がきっかけだという調査結果もあります。

在宅での介護は想像以上に過酷ですし、経験した人でないとわからないものです。特に、排泄や入浴、着替え、食事などの日常生活を自分でできなくなったときに、介護サービスがあったとしても、家族への負担は並大抵ではありません。

人生の最期をどのように迎えるかは、本人の希望や家族の事情などによって、人それぞれです。どれが正解、というものはありません。

医療機関や介護施設を利用することは、決して悪いことではありません。いまでも多くの人が現実的な選択肢として、家族で面倒を見られるところまで在宅介護をし、自分たちでは手に負えなくなったときに、医療や介護のプロに相談しているようです。

病院の療養型病棟や緩和ケア病棟で、医療や介護のプロにケアを委ねて最期まで過ごすというのも選択肢としてはあります。病院にいれば、体調の急変時にも迅速に対応することができます。

また、緩和ケア病棟では末期がんなど、病気そのものの治療はしませんが、本人の苦痛を最大限減らすための治療やケアを受けながら最期を迎えることができ、本人や家族の負担を大幅に軽減できるというメリットがあります。

介護施設では、医療機関ではないので治療は受けられませんが、介護福祉士、ヘルパーさんなどの介護スタッフによって十分なケアが受けられ、病院と同様に本人と家族の負担軽減になります。

患者さんや要介護者それぞれの生活や事情に合わせた、介護や看取りがあります。一人ひとりがどういう経済状態で、どういう生活をしているのか、そしてどういう価値観を持っているのかを含めて、個別の事情に即して対応をする時代になってきているのだと思います。

第六章のポイント

□人生100年時代と言われ、長い介護期間を恐れている人もいるが、人の世話になる介護期間はおそらく平均1～3年程度。

□80歳までは好きなことに取り組み老化と闘えばいいが、80歳を超えたら徐々に老化を受け入れ、介護保険制度を上手に利用することも充実した人生を送るためには必要。

□女性は高齢になっても活動が活発で、地域でのコミュニケーションも密なため、情報収集も上手。家に引きこもりがちな高齢男性は、もっと女性を見習うべき。

□いくつもの病院に通うのが日課のようになっているのであれば、病院や薬のお世話にならないよう、ストレスのない毎日を過ごし、免疫力を高める生活を心がけるべき。

□医療行為を受けないほうが病気で死ぬ人は減り、病気にならずに老衰で死ぬ人が増える。

□死は医療の最後にあるものではなく、日常生活のなかにあるもの。緩和ケアは延命をあきらめるものではなく、痛みや苦しみを取ることで延命につなげるもの。

□最期を迎える場所は、自宅、病院、各種施設と、さまざまな選択肢がある。それぞれの人生観、生活状況、身体状況、家庭の事情に即して、あらかじめ考えておくべき。

第七章　患者の壁⑦

「死」という壁

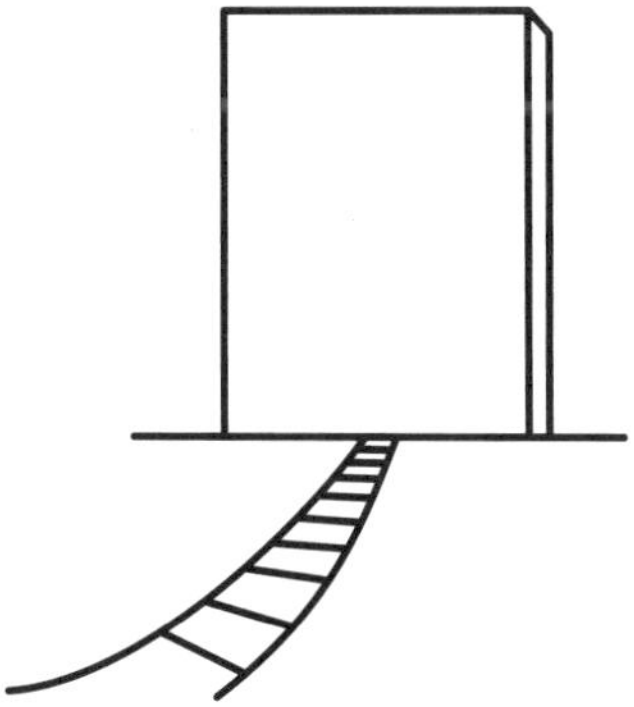

近藤誠先生の「突然死」が教えてくれたこと

私が尊敬する近藤誠《こんどうまこと》先生が、2022年8月に73歳で亡くなられました。出勤途中の電車のなかで気分が悪くなり、乗り換えたタクシーの車内で心肺停止状態になられたそうです。まさに突然死で、虚血性心疾患のために搬送先の渋谷区の病院で亡くなられたと聞いています。

実は訃報がニュースで流れる少し前に、近藤先生との共著を出す予定にしていた出版社の編集者から連絡がありました。検死では、心臓の周りに石灰化があったとのこと。いわゆる心臓の血管が詰まる、急性心筋梗塞という状態だったのではないかと推察されます。ものすごくショックだったことを覚えています。

近藤先生は世界中の膨大な論文や文献を読み込み、エビデンスに基づいた医学提言を続けられた方です。「がんの手術は寿命を縮めるだけ」「抗がん剤は効かない」「健康診断は無意味」といったことを、勇気を持って発信されていました。当たり前のように受け入れられている標準治療に一石を投じた功績は大きかったと思います。

また、がんの乳房温存療法を日本に伝えたことでも知られています。

がんを早期発見して切除すれば転移を防げる、という常識に異を唱え、**がんには転移するがんと転移しない「がんもどき」の2種類がある**ことを世間に伝えました。転移するがんは早期発見しても、がん細胞が発見できるほどの大きさになるまでに、ほかの臓器に転移しているので手遅れだということ。一方で、転移しない「がんもどき」は、放置しても大丈夫だという論を展開しました。これらは「近藤理論」と呼ばれ、近藤先生は「がん放置療法」を提案しました。

さらに、近藤先生と私は、共著や雑誌での対談を通じて、医療現場でのさまざまな問題点を指摘してきました。本書の第一章でも紹介したように、健康診断やがん検診は無意味であること、「基準値至上主義」や薬漬けの実態についても批判してきました。

近藤先生に対しては、がん専門医からの反発が多くありましたが、近藤先生は海外の医学誌や論文に基づくデータやエビデンスを基に主張してきたのですから、批判する医者たちも、もっと学問的な根拠のある議論を続けるべきだったと思います。

がんもどき理論に関しては、証明のしようがないので、正しいか正しくないかは私にはわかりません。ただ、乳房温存療法に関しては、術後の5年生存率が旧来の乳房全摘手術と変わらないというデータがあります。

近藤先生のがん放置療法を批判する専門医たちは、がんを放置して亡くなった患者さんのケースばかりを取り上げます。批判するのであれば、がんの治療群と放置群のデータを数千例ほど集めて、死亡率やQOLはどちらが、高いか低いかを調べる大規模比較調査をすべきだと思います。

近藤先生が突然死されたことで、私は改めて死について考える機会を得ることができました。私はこれまでたくさんの高齢者の死に接してきました。そんな私が考える最高の死に方は、夜寝たきり、朝になっても起きてこないというもの。自然な形で亡くなるのがいちばんだと考えています。

がん患者が手術や抗がん剤治療を受けると、不必要に苦しんで死ぬというのは、近藤先生が主張しつづけたことです。余計な手術や抗がん剤治療は、患者さんに何かしらの苦しみを与えます。

私の場合、余計な我慢はしたくありません。食べたいものを食べ、飲みたいワインは飲むし、飲みたくない薬は飲まない。付き合いたくない人とは付き合わない。人生の最期をストレスなく迎えるのが理想です。

長生きできるかどうかは別にして、苦しみたくないのであれば、無駄な治療は受けないほうがいい――。多くの高齢者を診てきて、心からそう思います。

「心臓ドック」だけは定期的に受けたほうがいい

近藤先生とともに健康診断を否定してきた私ですが、そうはいっても「心臓ドック」だけは定期的に受けておいたほうがいいと考えています。その理由は、突然死を避けることが期待できるからです。私が尊敬している医療経済学者の先生は、「心臓ドックに何のエビデンスもありません」とおっしゃっていますが、日本人は手先が器用なためか、心臓の血管が細くなっているのを広げる技術に、非常に優れた先生が少なくありません。

私の知り合いの経営者や文化人も、心臓に「ステント」を入れる治療を受けて、仕事に差し支えないくらいに元気な人がたくさんいます。エビデンスがないにしても、私は定期的な心臓ドックの受診をおすすめしています。

ちなみに「ステント」とは、狭くなった冠動脈を拡げて、狭窄《きょうさく》を防ぐために血管内に留置する筒状の金属の網です。バルーンという小さな風船で血管を拡張させた後に、カテーテル（手首や太ももの血管から入れる細い管）の先端にステントを取り付けて、血管内に留置する治療法で、患者さんの体力的な負担も少ない。バイパス手術よりも合併症のリスクが低く、手術や麻酔を必要としないため、患者さんは早めに退院できます。

突然死の原因として代表的なものが、心臓をとりまく血管（冠動脈）が詰まる「心筋梗塞」です。心臓の血管に支障をきたすと、突然死の可能性が高まります。血管が詰まって死に至るレベルのものであれば、当然ながら治療する暇もありません。

そのため、私は心臓ドックで定期的に検査を受けて心臓の血管をきちんとチェックし、突然死を避けているのです。心臓ドックはＣＴ（コンピュータ断層撮影）を使って、心臓の周囲にある冠動脈が詰まりそうな箇所がないかを確認できます。もし冠動脈の血管に狭窄が見つかれば、血管を拡げることは手術を受けなくてもカテーテルで治療できます。

また、脳ドックでは、ＭＲＩ（磁気共鳴画像装置）を使っていろいろな角度から脳の画像を見ることで、脳動脈瘤《どうみゃくりゅう》などを見つけることができます。脳動脈瘤は、くも膜下出血を起こし、突然死に至るリスクがありますが、脳ドックの段階で脳動脈瘤を見つけることができれば、カテーテルを使い血管を破れないよう対策をすることもできます。

近藤先生は、ＣＴ検査は被曝《ひばく》することや体の負担を考えたうえで反対されていました。その考え方は私も理解しています。


でも、私は突然死を絶対避けたいと思っています。突然死は本人が痛みを感じづらいので、理想的な死に方だと言う人もいます。それでも**私が突然死を避けたい理由は、死ぬ前に身の回りの整理ができないから**です。私は人に任せるのが苦手な性分なので、どうせ死ぬのであれば、自分が任されている仕事の算段をつけてから死にたいからです。また、急性心筋梗塞の激痛はかなりのもので、それだけは避けたい、と思っているからです。

また、死ぬのがわかっているのなら、秘蔵してきたワインを飲んで、食べたいものを食べて、会いたい人に会って、撮りたい映画を撮って、やれることはすべて片づけておきたいのです。そのため、突然死は避けたいと日ごろから考えています。

ただ、**カテーテル治療は技術的なハードルが高いので、上手な病院を探す必要があります**。突然死したくないという人は、ぜひ心臓ドックを定期的に受けることをおすすめします。ちなみに、私は**心臓ドックを5年に1回受けています**。脳ドックは1度受けましたが、そこで脳動脈瘤は見つかりませんでした。今後脳動脈瘤ができる可能性は低いということで、いまのところ受ける予定はありません。

入浴中の「不慮の事故」での死は意外に多い

2024年12月に、女優で歌手の中山美穂《なかやまみほ》さんが54歳という若さで亡くなりました。お湯が張られた浴槽のなかで、前かがみの状態だったと言います。警察による行政解剖の結果、目立った外傷もなく、事件性もないということで、「入浴中の不慮の事故による溺死《できし》」だと判断されています。

お風呂場での溺死は、家庭内での事故死の死因としてはトップクラスです。その多くは「ヒートショック」が原因といわれています。ヒートショックは、血圧の急な変動によって起こります。

私たちの体は「寒い」と感じると、体の熱を逃がさないように血管を収縮させて血圧を上昇させます。そのようなときに突然体が温められると、血管が急に拡がるために血圧が急降下します。寒い脱衣所で服を脱ぎ、体が冷えたまま熱い湯船につかれば、この異変――

ヒートショックが起こるのです。

ヒートショックにより脳への血流が激減すると、めまいや失神が起こります。また、血圧の急変で血管が切れたり詰まったりすると、心筋梗塞や脳卒中などを引き起こします。

お風呂場で亡くなるのは決して珍しいことではありません。多くの場合、心筋梗塞や脳卒中を起こして亡くなっていますが、直接的な死因は溺死が多くなっています。これは、原因が心筋梗塞や脳卒中、その他のめまい・失神であっても、浴槽内で意識がなくなりズルズルと浴槽内に落ちて、顔が水に浸かってしまう。そのまま起き上がれなくなり、息ができなくなって結局溺れて死ぬというものです。浴槽で溺れて亡くなった65歳以上の高齢者は約５０９７人（21年）にも上り、交通事故死（２１５０人）の２倍強です。

お風呂に入るときに気をつけるべきなのが、「飲酒」。私も**お酒を飲んだ後は、お風呂には入らない**ようにしています。脳卒中の危険もありますし、ぼんやりしてウトウトしているうちに、そのまま溺死する場合もあるからです。

お酒と同様、飲んでから入浴すると危険なのが精神安定剤。睡眠薬を飲んでからお風呂に入るのも危険です。睡眠導入剤を飲んで、シャワーを浴びてから寝ようとするのは、危険なので絶対にやめてください。

意識をぼんやりさせるような薬を飲んでお風呂に入るのも、とても危険です。「**意識をぼんやりさせる薬＝運転禁止薬**」です。運転禁止薬は第三章でも少し触れましたが、自分が服用していないかどうかをチェックし、お風呂に入る際には絶対に飲まないでください。もちろん、車の運転は厳禁です。

中山美穂さんのケースでは、不慮の事故だという発表ですので、心筋梗塞などの病気ではなく、溺死されたのかもしれません。今回のケースに限らず、意識障害での入浴中の溺死には気をつけたほうがよいでしょう。

特に私は、薬での意識障害の危険性について、これまでも警鐘《けいしょう》を鳴らしてきました。

アメリカでは、睡眠導入剤や鎮痛剤のような薬が運転障害薬とされています。事故を起こした高齢ドライバーの8割近くが、事故前に運転障害薬を使っていたのです。アメリカ道路交通安全局は、薬を服用することによる高齢者の交通事故の危険性を指摘しています。

ところが90ページでも述べた通り、日本では製薬会社がテレビ局に広告を出しているせいか、私がいくらこのことを収録中に話しても、カットされてしまいます。最近では、テレビ番組にも呼ばれなくなってきました。いずれにしても、**薬を飲んでの運転は事故の危**

険があり、命にかかわることですので、十分注意してください。

意識があるときの本人の意思を尊重するのが「尊厳死」

突然死のように、死はいつ訪れるかわからないにもかかわらず、「自分の命はコントロールできる」と勘違いしている日本人は、意外に多いのかもしれません。生活習慣を改め、医者の言うことを聞いていれば「死なないで済む」とでも思っているかのようです。どうあがっても、「死ぬときは死ぬ」という感覚が、日本人には薄いように思います。

象徴的なのは、「尊厳死」についての議論です。尊厳死とは、「人が人としての尊厳を保って死に臨むこと」という意味です。治療が不可能な病気や老衰などで、生命維持が困難な場合に、延命治療を中止して自然な死を迎えることです。

私が尊厳死について考えたのは、母親が老人ホームに入ったときです。普通の食事が摂れなくなって、最終的に胃炎と診断され、病院と老人ホームでおかゆと刻み食にされました。これは誤嚥《ごえん》を避けるための措置でしたが、母はそれが嫌で仕方なかったのです。

そのとき私は、「誤嚥して事故が起こっても訴えたりしないから、普通の食事を食べさせてほしい」と頼みました。母はおかゆが嫌いで、ちゃんとした料理を食べたがっていたからです。言い方を変えれば、「誤嚥を起こして早く死んでもいいので、普通の食事を食べさせてほしい」ということでもありました。

終末期（病気の最終段階）には、「これをやったら寿命を縮める」という行為が存在します。点滴や人工呼吸器を使わなければ寿命は短くなります。でも、寿命が短くなってもいいので、「苦しい思いをさせたくない」「お酒を飲みたい」という希望もあるわけです。その選択を本人や家族ができることこそ、ほんとうの尊厳死だと私は思います。

いまの日本の医療では、意識がなくなり、いつ死ぬかわからない状態になってはじめて、点滴をするかしないか、人工呼吸器を付けるか付けないか、といったことを決めさせます。でも、その段階では本人は意識がないことがほとんどで、自己決定にもなりません。

尊厳死とは「寿命が短くなっても、これがしたい」という本人の意思を尊重することです。まだ意識がしっかりしているとき、**自分で判断できるときの本人の意思を尊重するの**が、私は尊厳死だと思います。

喉を詰まらせて死んでもいいから、固い物を食べたいというのなら、食べさせればいいのです。正月に餅を食べたいということであれば、食べさせればいいと思うのです。塩分を控えたくないなら、控えなくてもいいし、お酒を飲みたければ、飲めばいいのです。**「早く死んでもいいから、こうさせてくれ」という「自由」こそが、尊厳死ではないでしょうか。**それは死ぬ間際ではなく、60〜70歳で決めていいことでしょう。

尊厳死を望む場合、家族と意見をすり合わせして「リビング・ウィル（尊厳死宣言書）」を作成することがあります。リビング・ウィルには、延命治療を拒否する理由や家族の同意、医師に責任を求めない旨などを記載します。しかし、比較的早い時期に、未来を予想して生前の意思を書き留めたとしても、あまり意味がないように思います。時間とともに死に対しての考えが変わってしまうので、いま現在の意思でないと意味がないからです。

医者は「細く長く」生きることを押し付けがち

日本の医療現場では、寝たきりになって余命が見えてきている人に対し、人工呼吸器を付けたり、点滴をしたりして、過剰な延命措置が施されることが一般化しています。

医療をやめるのは通常、本人の意思ではなく、家族など周囲の人の意思が優先されます。

もちろん、元気なうちに尊厳死の意思表示はできますが、そのような形であっても、現在日本人が自分自身の医療の選択ができるのは死ぬ間際です。人生の最終盤――臨終間際にならないと延命治療するのか、医療拒否をするのかを決めることができないのです。

それまでの間は、大切な自分の人生やＱＯＬにかかわることでも医者に任せきりで、最期の段階で自己決定（と言いながら、家族が決定）しているわけです。本来は、死ぬ直前で決定するのでは遅すぎます。もっと早期に死を迎える当事者として、医療との付き合い方を決めるのが望ましいのです。

がんで余命宣告を受けると、残りの人生は治療を受けるのか、何もしないで好きに生きて天命を待つのか、といった判断を迫られます。医者や家族と相談することはあっても、最終的には自己決定するしかありません。

がんでなくても、血圧や血糖値が高くて「薬を飲まないと早く死ぬよ」と医者から脅されたときに、その薬を飲めば死なないのであれば、迷うことなく飲めばいいのです。しかし現実には、**服薬して「どれだけ寿命が延びるか」といったエビデンスがある薬など存在しません。**

寿命を延ばすために、死ぬまで塩分を控えて、味もしないような食事をしながら生きていきたいでしょうか……。**残りの人生を決めるのは、自分自身であるべき**です。多くの人はおそらく、医者の指示に従順に従って、流されるままに「自分の楽しみを犠牲にして長生きする」という選択をしています。医者の言う通りにしたら、必ず長生きできるといったエビデンスなどないにもかかわらず、にです。

多少寿命が短くなっても、残りの人生は「好きなものを食べて、好きなお酒も飲む」という選択があってもいいわけです。死ぬまでの生き方を自己決定して、もっと充実した人生を最期まで送るべきです。

幸せとは、時間の長さではありません。長生きしたからといって、それが幸せに直結するとは限りません。**幸せかどうかは、他人の評価も関係ありません**。自分で好きなことを見つけて、行動して、楽しく充実した毎日を生きていれば幸せなわけです。

人それぞれの生き方があるわけで、太く短く生きたい人も、細く長く生きたい人も、生き方を選ぶのは患者さん本人であるべきです。医者が患者さんに「細く長く生きる」ことを押し付けるべきではありません。

「安楽な治療」は延命にも繋がる

尊厳死と似た言葉に「安楽死」があります。安楽死は医者などが薬物などを投与して、患者さんの死期を早めることを指します。日本では、法律で認められていません。尊厳死と安楽死は、いずれも不治・末期の患者さんが自身の意思で死を迎える点で共通していますが、死期を早める方法に違いがあるわけです。

第二章でご紹介したしろひげ在宅診療所院長の山中光茂医師は、私との対談で安楽死について次のように述べています。

「語弊《ごへい》を恐れずに言うと、私はすべての患者さんに『安楽死』をさせてあげたいと思っています。もちろん、安楽死の定義はさまざまですが、積極的に命を失わせる意味ではなく、**安楽な治療は延命にも繋がる**と思っていますし、事実そういうデータもあります。現場でほんとうに必要なことをやり、不要なことをやめれば、患者さんが安楽に過ごせ、かつ延命効果もあると私は思っています。重要なのは、延命をしないことではなく、緩和をしてあげることです」

また、山中医師は「点滴をやめ、痰《たん》を減らして体を楽にしてあげることで、意識状態が逆によくなったりすることもあります。すべての治療や投薬には必ず副作用や苦痛、何らかの制限が伴うものです。それらをできるだけ軽減して安楽な状態にすることで、延命効果もありながら最期まで穏やかに過ごしてもらうというのは、大事なことではないでしょうか」とも語っています。

胃瘻《いろう》（腹部に小さな穴を開けてチューブを通し、直接胃に栄養を注入する医療措置）を嫌がる患者さんも多いのですが、胃瘻にした途端に元気になったというケースは、実は多々あります。点滴よりも胃瘻のほうが、消化器官から栄養を摂取するぶん、はるかに自然な栄養摂取法だと思います。しかも、胃瘻で胃から栄養を入れておくと、点滴と違って心臓に負担がかからずに済みます。

胃瘻は、栄養状態が劇的に改善して元気になることが多く、栄養状態がよくなるので、長生きする可能性も出てきます。ほとんどの延命治療は苦しいものですが、**胃瘻は食べる楽しみがなくなることを除けば、世間で非難されているよりは自然な措置**だと思います。誤嚥さえなければ、口に何かを含むこともできます。

一方、点滴は体がむくんでくるようなケースが多く、肺に水が溜まったりすると、溺れているのと同じような状態になります。いろいろな延命治療があるなかで、胃瘻は胃に食べ物が入っていくだけなので、1日でも長く生きたい人には胃瘻をおすすめします。

私は、**高齢者医療では栄養状態がいちばん大事**だと考えており、栄養状態がよいほうが元気なのはほぼ間違いないと信じています。たしかに、胃瘻は治療のゴールが見えなくなる問題はありますが、元気になるかならないか、自然かどうかという観点で考えると、そこまで目の敵《かたき》にされなくてもいいと思っています。

山中医師も「口から入れて、いつも誤嚥を繰り返す患者さんには胃瘻をすすめる」とおっしゃっていました。「目が悪い人が眼鏡をかけ、足を切断した人が義足を使うのと同じように、口から食事を摂れなくなった患者さんが胃のなかに食物を入れる道具を使う」ということです。

ただ、人間は栄養状態がよければ簡単には死なないので、本人や家族が考えている以上に長生きすることもあるでしょう。寝たきりの人は、拘縮《こうしゅく》した状態で胃瘻カテーテルを取り付けたままの生活になり、家族をはじめ周囲の人からすると、すごく大変そうに見えます。そこまでして生きたいのか――**最後はそれぞれの患者さんの価値観の問題**になります。

本人が満足して亡くなることがいちばん

人間は誰だっていずれ死ぬわけです。多少その時期が早まったり遅くなったりすることはあるかもしれませんが、死は確実に訪れるわけです。患者さんが、少し長く生きるよりも、残りの人生の満足度を上げるほうを選択するという判断もあります。**医者や家族が思っていたよりも早く亡くなることがあっても、本人が満足して亡くなったのであれば、それがいちばん**だと思います。

死ぬときは自宅がいいか、病院や施設がいいか——患者さんが迷う選択肢です。病院は緩和ケア病棟やホスピスでなければ、ほとんどの自由が奪われます。病院に入院したら、好きなお酒が飲めなくなる、タバコも吸えなくなるというのでは、何のために生きているのかわからないという人もいます。そのためか、「最期は自宅で迎えたい」という人が増えています。私も病院で死にたいとは思いません。

自宅で最期を迎える一つのパターンとして「孤独死」が上げられます。仮に私が一人暮らしをしていて、心筋梗塞で胸が苦しくなったときに、近くに電話や携帯電話があれば119番して救急車を呼ぶことは可能でしょう。しかし近くに電話がなければ、そのまま死んで「孤独死」としてカウントされます。

孤独死は大きな社会問題として、ネガティブなイメージで報道されますが、孤独死の9割は直前まで元気だった人です。元気がなく介護が必要な方であれば、誰かが2～3日のうちに訪問して対処しているからです。

孤独死は、いわゆる皆さんが大好きな「ピンピンコロリ」の形で亡くなるケースが多く、しかも自宅で亡くなるので、ある意味、理想に近い最期とも言えるでしょう。私は一人でいるのが好きなので、孤独死にネガティブな印象はありません。直前まで元気で、突然死ぬわけですから、それほど悪い最期ではないと思います。

読者の皆さんは、「孤独」と「孤立」が違うことを知っておきましょう。孤独は「寂しい」というような主観的な感情のことで、精神的な問題です。一方、孤立は客観的に見て他者とのつながりが少なく、周囲に助けがいないことです。そのため、周りに誰もいないほうが気楽だという人は、寂しさなどを感じていないので、孤独ではありません。

また、孤独死とは孤独であろうがなかろうが、一人で自宅死することです。**孤独と孤独死ではニュアンスが違います**。孤独死は特段ネガティブなこととは思えないので、社会問題化することに、私は少し違和感を覚えます。

人生の最期は「自分で調べ、自分で決める」ことが大切

　いまの日本では、がんと診断されたら、当たり前のように延命治療が施されます。本人も家族も、医療についてほとんど知識がないので、医者の誘導でベルトコンベア式のラインに乗せられてしまいます。

「はじめに」でも触れたように、医療のベルトコンベアに載せられてしまうと、病名をつけられ、病人にされ、薬漬けの生活が始まります。節制を強いられ、医療関係者から脅され、心配を抱え、ヨボヨボにされ、病院のベッドで最期を迎えてしまいかねません。コロナ禍以降、面会に厳しい病院であれば、親しい人とも会えずに最期を迎えることにもなります。

　アメリカや中国では、お金がない人はちゃんとした医療や医者にはかかれませんし、フランスやイギリスでは、医療費は無料である代わりに、医者にかかるまで驚くほど待たされます。

　それに対し日本では、当たり前のようにすぐに医者にかかれますが、日ごろから残され

た人生や自分の死について深く考えていないので、医者に頼りきってしまいます。いろいろなアドバイスに素直に従い、医者に依存した状態になり、自分自身の意思や希望がどこにあるのかがわからなくなります。

一方で、**医者にかかれない国では、多くの患者さんは医療について勉強します。**生きるために、どのようなサプリメントを飲めば病気を予防できるのか、どのような治療を受ければ病気が治るのかといった知識を得るのに必死です。**もし、がんと診断されたら、どう対処するのかも想定していて、自分の死や終末について深く考えています。**

いまの時代は、インターネットが使えれば、医療情報も治療法も瞬時に知ることができます。こうした病気や命にかかわる勉強も自分でできる環境があるのですから、日本人もそろそろ自分の運命を医者任せにするのではなく、「自分で調べ、自分で決める」ことを意識的にすべきなのです。

たとえば、**日本人の二人に一人はがんになるのですから、日ごろからがんと診断されたら、どう対応するかをシミュレーションしておいてください。**医者からさまざまな治療の選択肢が示されますが、選択するのは自分であり、治療を受けないという選択もあるわけです。

治療を受けなければ、どのようなことが起こり、どのくらいで最期を迎えるのか？　逆に、治療を受ければ、どのような副作用や後遺症が想定されるのか？　どれほどの金銭的な負担が生じるのか？――。こうしたことは、インターネットを検索すれば、直ちにがんに関する情報や経験者の体験談を入手できますし、専門家の話を動画で見ることもできます。

医者に言われた通りの治療や対処をしても、その結果良い方向に行けばいいのですが、悪い方向に行けば不信感が募り、納得のいく治療にはならないのです。**どの病院のどの医者にかかるのかまで考え、自分の蓄えた知識や情報を医者にぶつけ、そのうえで自己決定する必要があります。**そうすることで、納得のいく人生、納得のいく最期を迎えられるのです。

60歳を過ぎたら「人間はいずれ死ぬ」ことを覚悟しよう

もし、あなたが今日余命を宣告されたら、どうするでしょうか。慌てふためき、絶望の淵に叩き落とされるでしょうか。それとも、少し冷静になって考え、自分で調べはじめ、対処法を見つけ出し、行動に移すでしょうか。

大半の人は、当初はショックを受けますが、時間とともに現実を受け入れ、冷静さを取り戻します。高齢の方であれば、なおさら親族や友人の死をすでに経験し、多くの人が「自分も順番が来たのだから仕方がない」という境地に達していきます。現実を渋々受け入れながら、心の奥底であきらめの境地に達することでしょう。

長く人生を生きてきた高齢者であるからこそ、人間には運命があるという真理に気づき、最終的にはそれを受け入れていきます。早く死ぬ人もいれば、長く生きる人もいます。志を遂げる人もいれば、志半ばの人もいます。すべて自分の運命なのだと納得すれば、仕方がないと諦観《ていかん》できるのです。

日本では、60歳までに死ぬ人はそれほど多くありません。世界と比較すれば長生きできる社会なので、多くの人が60歳になっても「自分は死なない」かのような錯覚に陥っています。突然死ぬ可能性があることも、ある日余命を宣告されることも想定していません。60歳くらいでは、「死を知らない、死を理解していない」人が大勢います。

ところが、70歳になると、周りの人たちが徐々に亡くなっていきます。親しい友人や親族のお葬式に出る回数も増えていきます。80代になると多くの人を見送ることで、当たり前のように、いずれ「自分も死ぬ」ことを認識させられます。
「長く生きすぎた」と思う人もいれば、「もっと長生きしたい」と思う人もいるかもしれません。いずれにしても、ほとんどの人は年を重ねるほどに自分の死に直面し、死を受け入れる心が育《はぐく》まれていきます。

医学が進歩したことで、私たちは突然死ぬことが減りました。戦国時代にしろ、江戸時代にしろ、日本人にとって死は、いつ訪れてもおかしくない、生と隣り合わせのものだったはずです。ところが、科学技術が進歩し、栄養を十分すぎるほど摂取できるようになり、戦争をすることもなくなって、私たち日本人は昔ほどすぐに死ななくなったのです。それどころか、長生きするのが当たり前になりました。

そのために、死は〝怖いもの〟になってしまいました。日本では、死が怖いのは当たり前だと思われていますが、その感覚は意外と不自然なものではないでしょうか。科学の力で命が救えるようになったのは、19世紀になってからです。人類にとって、若くして死ぬのが当たり前でなくなったのは、たかだか200年程度の歴史しかありません。
日本人の死生観が変わってしまったのも、西洋から医学や科学が入ってきたことが大きいでしょう。いつの間にか、「人間は死ぬのが当たり前」という感覚が薄れてしまったのです。

あなたが何歳であろうと、死は突然訪れるかもしれないこと、そして**人間はいずれ必ず死ぬことを頭の片隅にでも置いておいてください**。そうすることで、残りの人生にどう取り組み、どういう生き方をするのか。どういう最期を迎えたいのか――そうしたことを日ごろから考えるようになります。

病気と向き合い、医療にかかることも、こうした人生観や死生観抜きには語れません。大きな病気を宣告されたときに、どのような治療法を選ぶのか。医療を受けないという選択肢もあります。どのような薬を飲むのか、飲まないという選択肢もあります。その判断の一つひとつがあなた自身の人生そのものになるのです。

賢明な読者の皆さんであれば、**最期をどう迎えるかについて自分の意思をはっきりと決めておけば、そこから逆算することで、自ずと選ぶべき選択肢は見えてくるはず**です。

第七章のポイント

□死ぬ前に身の回りの整理ができない突然死は、なるべく避けるべき。
□私が考える最高の死に方は、夜寝たまま、朝になっても起きてこないというもの。自然な形で亡くなるのがいちばん。
□人生の最期をストレスなく迎えるのが理想。長生きできるかどうかは別にして、なるべく苦しみたくないのなら、無駄な治療は受けないほうがいい。
□「心臓ドック」だけは定期的に受けておいたほうがいい。理由は、突然死を避けることが期待できるため。
□風呂場で亡くなることは珍しくない。浴室の脱衣場の温度差をなくし、入浴前にお酒や睡眠薬、運転禁止薬を飲むのは厳禁。
□「早く死んでもいいから、こうさせてくれ」と口にできる自由こそが、ほんとうの意味での「尊厳死」。
□太く短く生きたい人も、細く長く生きたい人も、生き方を選ぶのは患者さんであるべき。医者が患者さんに「細く長く生きる」ことを押し付けるべきではない。

□ほんとうの「安楽死」は、積極的に命を失わせる意味ではなく、患者さんにとって安楽な治療をして延命に繋げること。

□「孤独死」こそ、多くの人が憧れる「ピンピンコロリ」の典型で、必ずしもネガティブな最期ではない。

□日ごろからがんと診断されたら、どう対応すべきか、自分で調べ、自分で決めておくことが大切。

著者

和田秀樹（わだ・ひでき）

1960年大阪府生まれ。精神科医。85年東京大学医学部医学科を卒業。卒業後の2年間の研修期間のうち、東大附属病院の二つの内科で研修。東京大学精神神経科助手、東北大学医学部などで非常勤講師、高齢者専門の総合病院・浴風会病院、国際医療福祉大学大学院教授を経て、現在、立命館大学生命科学部特任教授、和田秀樹こころと体のクリニック院長。著書に『80歳の壁』(幻冬舎新書)、『医者にヨボヨボにされない47の心得』(講談社+α新書)などがある。

患者の壁——[ベルトコンベア医療]には乗るな！

2025年4月18日　初版第1刷発行

著者　和田秀樹
発行人　安田高弘
発行所　株式会社九十九シンシャ
〒101－0047　東京都千代田区内神田2-12-6 内神田OSビル3F
電話 03-3525-4550（代表）　Fax 03-5297-2320
発売　株式会社エイチアンドアイ
〒101－0047　東京都千代田区内神田2-12-6 内神田OSビル3F
電話 03-3255-5291（代表）　Fax 03-5296-7516
URL https://www.h-and-i.co.jp/

図版･DTP　野澤敏夫
営業･販促　山口幸輝・河﨑亮
印刷･製本　中央精版印刷株式会社

乱丁本・落丁本は小社にてお取り替えいたします。

ISBN978-4-908110-18-4　¥1500

「患者の壁」すごろく

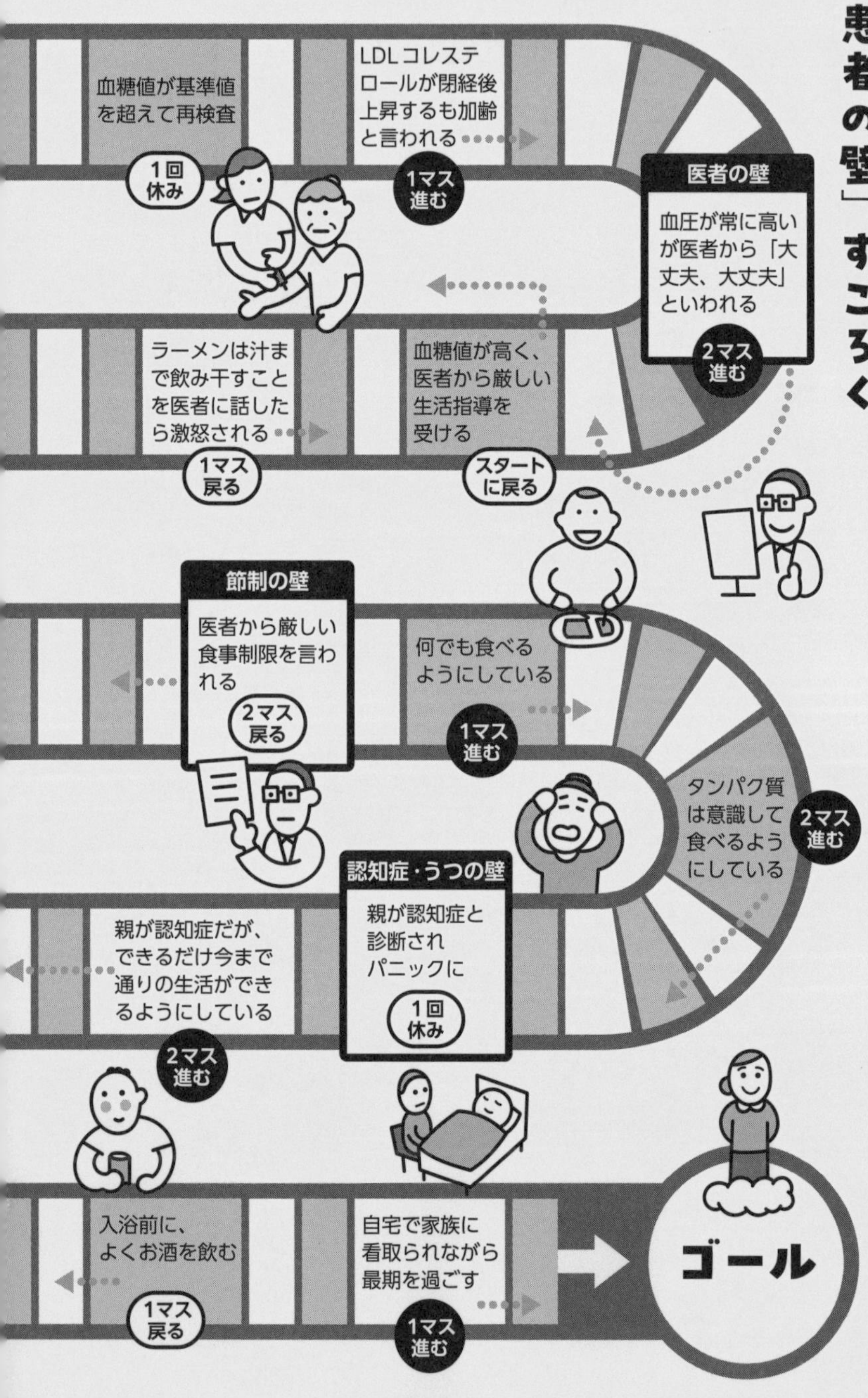
血糖値が基準値を超えて再検査
1回休み
LDLコレステロールが閉経後上昇するも加齢と言われる
1マス進む
医者の壁
血圧が常に高いが医者から「大丈夫、大丈夫」といわれる
2マス進む
ラーメンは汁まで飲み干すことを医者に話したら激怒される
1マス戻る
血糖値が高く、医者から厳しい生活指導を受ける
スタートに戻る
節制の壁
医者から厳しい食事制限を言われる
2マス戻る
何でも食べるようにしている
1マス進む
タンパク質は意識して食べるようにしている
2マス進む
認知症・うつの壁
親が認知症と診断されパニックに
1回休み
親が認知症だが、できるだけ今まで通りの生活ができるようにしている
2マス進む
入浴前に、よくお酒を飲む
1マス戻る
自宅で家族に看取られながら最期を過ごす
1マス進む
ゴール